河南省卫生健康委员会立项资助项目

河南医学史略

ESSENTIALS
OF MEDICAL HISTORY
IN ANCIENT HENAN PROVINCE

徐江雁　尹笑丹　刘文礼　李贞莹　王茜娜　著

U0222368

河南科学技术出版社
· 郑州 ·

图书在版编目（CIP）数据

河南医学史略/徐江雁等著. —郑州：河南科学技术出版
社，2021.8（2023.3重印）
ISBN 978-7-5725-0116-6

Ⅰ.①河… Ⅱ.①徐… Ⅲ.①中国医药学—医学史—河南
Ⅳ.①R-092

中国版本图书馆CIP数据核字（2020）第152310号

出版发行：河南科学技术出版社
地址：郑州市郑东新区祥盛街27号　　邮编：450016
电话：（0371）65788613　65788628
网址：www.hnstp.cn
策划编辑：马艳茹　高　杨
责任编辑：高　杨
责任校对：马君珂
封面设计：张　伟
责任印制：张艳芳
印　　刷：三河市同力彩印有限公司
经　　销：全国新华书店
开　　本：720 mm×1 020 mm　1/16　印张：11　字数：160千字
版　　次：2023年3月第2次印刷
定　　价：98.00元

如发现印、装质量问题，影响阅读，请与出版社联系并调换。

目 录

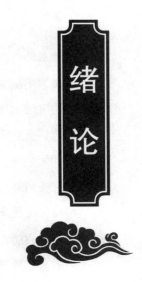

绪论

河南，处"天地之中"，是中华文明早期的文化中心，他历经千年的发展，形成了独具特色的中原文化，是中华文化的重要组成部分。

所谓"中原文化"是指以黄河中下游地区为中心，以河南为发祥地，同时辐射周边区域的历史文化形态。在漫长的中国历史中，中原地区自传说中的三皇时期起，直到唐宋时期一直是中国政治、经济、文化的中心，引领着中华文化发展的大趋势。南宋以后，海运开通，中国经济重心逐渐南移，身处内陆的中原地区渐渐衰落，但其悠久的历史、厚重的文化却仍散发着永恒的魅力。

中原古代文化以农耕文明为中心，不仅产生了成熟的文字体系（甲骨文）、璀璨夺目的商周青铜文化，而且也是中医药文化的主要发祥地。

中原文化具有以下特征：根源性——中原文化在整个中华文明体系中具有发端和母体的地位；原创性——中原文化对构建整个中华文明体系发挥了筚路蓝缕的开创作用；包容性——中原文化具有兼容众善、合而成体的特点；基础性——中原文化在中华文化系统中处于主体、主干的地位；开放性——中原文化有着很强的辐射力和影响力[1]。

中医药文化这朵中国文化长河中炫目的浪花，依托于源远流长、内涵丰富的中华文化而形成、发展，而中原医药文化的发生、发展正是其根基和主体所在。

作为中华医药文化的主体和根基，中原医学也以其根源性、基础性成为中华医药文化的主体，后世医学的发展皆可溯源于此，皆可效法于此，可谓是导夫先路的文明曙光。

本书的编写，旨在通过对历史的考察，记述河南中医药的发展历程与辉煌成果，构建河南中医药发展的历史框架，全书共六章，分为"中原地区的原始人类与疾病""夏商周的医学认知""秦汉魏晋南北朝时期医药知识的发展""隋唐五代时期医药知识的完善""宋代时期河南医学的繁荣""明清时期河南医学

---

1. 徐光春. 中原文化与中原崛起 [M]. 郑州：河南人民出版社，2007：04.

的发展"。

　　原始社会、夏、商代早中期的医学资料，由于文字记载缺失，所以适度引入考古学分期，其医学发展除论述基本社会卫生环境的发展以外，则以古人类学为主，借此考见当时的人类体质、发病与社会环境状况。

　　医学史的编撰，重在史料的搜集、整理、排比，历代正史撰述虽不乏医政、医事、医家等史料，但由于编撰体例的限制，记载往往多有简略，故本书资料选择不局限于正史正典，历代笔记杂录、考古发现等中的相关内容也择要选取，以补充资料的不足。

　　本书的撰写由徐江雁教授制定编写大纲并审阅全稿，第一章、第二章由尹笑丹撰写，第三章、第四章由李贞莹撰写，第五章、第六章由刘文礼撰写，王茜娜负责前期文字、图片等资料的搜集与整理。

　　书中若有疏漏之处，敬请各位专家与读者批评指正。

第一章

中原地区的原始人类与疾病

石器时代是人类早期文明的体现，河南境内石器时代遗址丰富，取得了众多考古成果，部分人类遗骨的发现，也为我们研究原始人类的体质健康情况及疾病史提供了样例。考古资料显示，早期人类疾病多为口腔疾病和骨关节疾病。

一、旧石器时代

河南境内的旧石器时代遗址已知有 60 余处，多分布在豫西、豫西南丘陵及低山地区。主要有南召猿人遗址、小南海遗址、织机洞洞穴遗址、许昌市灵井遗址、栾川县蝙蝠洞遗址与孙家洞遗址等。

（一）南召猿人遗址

南召猿人是河南境内已知最早的古人类。1978 年 9 月，在南阳市南召县云阳镇西北约 3.5 公里的杏花山脚下，采集到一批哺乳类动物化石，其中一枚牙齿经鉴定为早期人类的臼齿。1978 年 10 月，中国科学院古脊椎动物与古人类研究所和南阳地区文物工作队联合组队对该遗址进行了发掘。1980 年 6 月，在南召猿人发现地以西 3 公里处的小空山更新世中期原始洞穴里，又发现一处旧石器时代早期文化遗址，在该地层中发现 100 多件打制石器和 1 米多深的残余灰烬层，经考古学地质层对比，小空山遗址与杏花山南召猿人遗址属于同一地质时期，极可能是南召人的迁居地之一。洞内发现了打制石器与灰烬层，说明南召猿人已经初步掌握了工具制造和火的使用。小空山遗址是继我国周口店遗址之后发现的第二处旧石器时代早期人类的用火遗迹。

南召人臼齿为右下第二前臼齿，保存较完好。这枚牙齿的咬合面有两个齿尖，唇侧的一个大于舌侧，有近中、远中方向的纵沟分隔。齿冠高 8 毫米，宽 9.7 毫米，长 7.8 毫米，齿根（尖端稍断失）长 6.2 毫米，宽 8.3 毫米，高 14.6 毫米，与北京猿人的同类牙齿较为接近，结合齿尖磨损情况推测，可能属于直立人类型的青年个体[1]。

1.邱中郎，许春华，等.南召发现的人类和哺乳类化石［J］.考古,1982（1）：2.

（二）小南海遗址

1960 年，在安阳市西南 30 公里的小南海山洞穴里，出土石器（片）7 078 件，以及黑鼠、狗獾、最晚鬣狗、豹、野驴、披毛犀、普氏羚羊等大量动物化石，依据动物化石与石器制作方式，可推断该遗址属于旧石器时代晚期的文化堆积。在洞穴遗址第三层遗迹中，发现有红烧土碎块、炭粒及烧焦的野驴化石[1]。

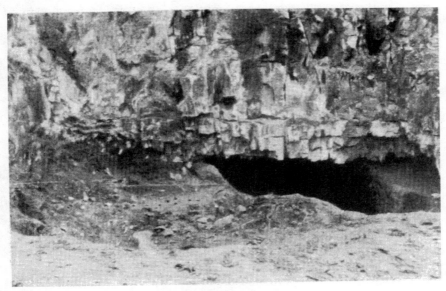

小南海旧石器时代洞穴遗址

（来自《河南安阳小南海旧石器时代洞穴堆积的试掘》）

（三）孙家洞遗址

2008 年，河南省栾川县文物管理所在进行第三次全国文物普查时，在孙家洞发现了大量旧石器时代早期哺乳动物化石。2012 年 5 月至 10 月，洛阳市文物考古研究院对孙家洞进行抢救性考古发掘，在原生地层中获得大量的动

---

1. 安志敏. 河南安阳小南海旧石器时代洞穴堆积的试掘［J］. 考古学报，1965（1）.

物化石和少量人工石制品与古人类化石。孙家洞出土的 6 件古人类化石：左上颌残块附带第一上臼齿；一个左下颌残块附带第一下臼齿；左上第二前臼齿；右下外侧门齿；2 枚左下第二臼齿。牙齿形态为：牙冠大，上颌前臼齿、上臼齿、下臼齿的咬合面皱纹复杂，副脊发育；3 个下臼齿的原尖颊侧均有原附尖－齿带残留痕迹；下侧门齿和下臼齿的牙根长而粗壮，具有明显的原始性。6 件古人类化石分别代表 3 个个体：1 个成年人和 2 个未成年人。依据栾川少儿上颌与下颌的牙齿发育、萌出及磨耗情况，初步推测：栾川古人类上、下颌第一臼齿萌出年龄很可能接近 6 岁，与 6 ～ 7 岁和 11 ～ 12 岁的现代少年相当。表明栾川古人类很可能已经具有接近或类似于现代人的牙齿发育模式，生长期延长，这一现象反映了栾川古人类牙齿生长发育模式的进步性，具有接近于现代人的牙齿生长模式和生活史特点[1]。

（四）织机洞洞穴遗址

位于荥阳市城南 20 公里的织机洞洞穴遗址，地处嵩山北侧的石灰岩质低山丘陵区，洞内遗址最厚处达 24 米，其中的旧石器文化层最晚的时间可能在 7 万年前。遗址堆积的肇始时代约在旧石器中期的前段，织机洞地层堆积之厚，文化遗迹、遗物之丰富，仅次于中国猿人遗址，因此被称为"中国北方旧石器时代遗址的第二洞"。在近 100 平方米的发掘区内，密集分布 17 处用火的遗迹。这些用火遗迹多呈圆形或不规则形，遗迹层面上有灰烬堆积，灰烬下有烧烤痕迹，其周围及地面被烤成褐色或红褐色，说明织机洞人已经熟练地掌握了火的使用。

（五）栾川县蝙蝠洞遗址

栾川县蝙蝠洞遗址为旧石器时代洞穴遗址，位于河南省洛阳市栾川县庙子镇高崖头村西南。2010 年发掘，掘获大量动物化石、石制品 8 件及古人类牙

1.赵凌霞，李璇，等.河南栾川发现直立人化石及其演化意义［J］.考古，2018，32（2）.

化石 1 枚。动物化石共有腹足纲、两栖纲、爬行纲、哺乳动物纲、鸟纲等 5 纲、14 目、62 种。石制品类型有石核、石片、刮削器，兼具北方石片石器和南方陡刃石器的特点，呈现出中国南北文化交流融合的特征。出土古人类牙化石 1 枚，保存完整，石化程度不深，咬合面有一定磨耗，暴露出牙本质，齿冠白色，齿根浅黄、局部呈黄褐色，颈嵴明显，近中、远中邻齿接触面明显。切嵴平直，齿冠唇面有小的外凸弧度，舌面两侧缘明显增厚，形成近中和远中边缘嵴，两嵴向齿颈延伸，收于颈部舌面隆凸，中央凹陷形成舌窝，使该门齿舌侧呈铲状。齿根窄扁，两侧中下部有明显的纵凹。根尖侧曲，偏向近中面，根据其形态特征鉴定为古人类的右下侧门齿。尺寸明显小于中国直立人，同湖北省郧西县白龙洞郧西人相近。近中、远中径大于中国晚期智人，颊舌径小于中国晚期智人。形态上无常见于直立人的齿结节和指状突，齿冠舌面基部形成圆隆，但不表现为直立人的"底结节"状，其解剖结构具有现代人特征。栾川县蝙蝠洞是河南发现的第一个含古人类化石的洞穴遗址，由此填补了中原地区未在洞穴中发现古人类的空白[1]。

（六）卢氏刘家岭

1976 年三门峡市卢氏县文物工作站工作人员牛树森，在县医药收购站的龙骨堆中挑选出两枚人类牙齿化石和四块人类头骨碎片化石，两枚牙齿是左上第一前臼齿和右上第一（或第二）臼齿。牙齿呈白色，接近牙冠基部微带黄色，已石化，齿根均不完全，牙体无齿带，牙冠基部周围不隆凸，牙齿较小不粗壮，冠面沟纹比较简单，具有智人化石特征。头骨碎片为枕骨碎片，已石化，均呈土黄色，头骨骨壁厚度与现代人相当，内板和外板厚度也相差无几，说明这些枕骨碎片的特征与现代人的很是接近。

1.河南省文物考古研究所，等.河南栾川蝙蝠洞洞穴遗址考古调查简报［J］.华夏考古,2013,3.

（七）灵井遗址与"许昌人"

灵井遗址为旧石器晚期遗址，位于许昌市灵井镇，1965 年由周国兴先生首次发现，2005 年首次发掘。1965 年，周国兴先生共采集到砾石石器、石片石器和细石器 1 353 件，并发现有烧骨（动物的遗骨、牙齿、鸵鸟蛋皮和鹿角）、烧石及炭块等用火遗迹。另采集到人类股骨化石两段，据其石化程度和本身形态判断，周国兴先生认为属于两个成年个体。

"股骨 I"保存的部分主要是股骨体，长为 25.7 厘米，右侧残段，骨干上部明显平扁、骨壁厚度具有原始性，石化程度中等，骨面稍有侵蚀，色灰黄。小转子基部以上部分已缺失，小转子下延的隆起尚保存。下端则在相当于腘平面的中部断去，骨体粗壮沉硕，股骨嵴明显突起，骨壁的厚度厚于现代人。"股骨 II"残长 18.9 厘米，左侧残段，石化程度稍深，骨面表层中等程度侵蚀，局部骨质剥落，因附着褐色钙质沉积物，故骨体呈淡灰褐色。骨质沉硕，骨体外观粗涩，骨嵴较发达且明显隆起，上端横径 3.2 厘米、前后径 2.5 厘米、周径 9.2 厘米，小转子基部以上部分和股骨嵴最发达部位的以下部分均已缺失[1]。

2007 年 12 月 17 日，灵井遗址 T9 探方湖相沉积层发现石化程度较好，且未挤压变形的人类头骨化石 16 块，包括顶骨、枕骨、眉脊等。2008 年 4 月 28~29 日，灵井遗址又出土包括额骨、颞骨外耳孔部、枕骨、顶骨等头骨化石计 12 块[2]。

1.周国兴 . 河南许昌灵井的石器时代遗存 [J] . 考古 ,1974，02.

2.河南省文物考古研究所 . 河南许昌灵井"许昌人"遗址考古发现与探索 [J] . 华夏考古，2009，03.

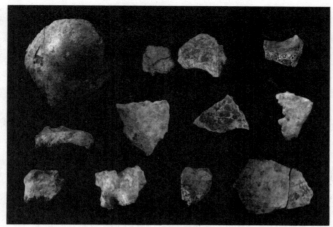

许昌人头骨化石

（来自《河南许昌灵井"许昌人"遗址考古发现与探索》）

二、新石器时代

（一）裴李岗文化

裴李岗文化是以自 1977 年起发掘的新郑裴李岗遗址为代表而得名的。河南境内，主要集中在黄河南岸的豫中地区，豫西浅山丘陵地带和豫南山区也有零星分布。分布地域北到安阳，南到信阳，西到三门峡卢氏，东到惠济河流域的开封杞县、周口项城地区，共涉及 40 多个市、县，共发掘裴李岗文化遗址 100 余处。主要遗迹有：河南省新郑市裴李岗村裴李岗遗址、新密市超化镇莪沟北岗遗址、舞阳县北舞渡镇贾湖遗址、长葛市石固镇石固遗址、郏县安良镇水泉遗址、汝州市纸坊镇中山寨遗址、新郑市沙窝李遗址和唐户遗址、新密市马良沟遗址、巩义市铁生沟遗址、登封市双庙和王城岗遗址、淇县花窝遗址等。另外，在渑池县班村、任村和济源市长泉等遗址，也发现了裴李岗文化的地层堆积和文化遗物。

1. 文化形态

裴李岗文化以泥质红陶为代表器物，如双耳壶。石器制作方法主要有打制、磨制和琢磨兼施三种。石器主要为石斧、石铲、石镰、石磨盘等生产工具。

裴李岗文化主要类型有裴李岗类型和贾湖类型。贾湖墓葬中随葬骨笛是裴李岗文化的新发现，共发现 25 支骨笛。此外贾湖墓内随葬骨叉形器、刻符龟甲等，为裴李岗文化其他遗址所罕见。

裴李岗文化时期的聚落结构，代表了人类历史上较早期的居住形式，聚落的规模不大，这个时期普遍流行半地穴式建筑，形状有圆形、椭圆形和方形等。该建筑面积较小，一般在 10 平方米以下。在贾湖遗址 45 座房址中，有 14 座房址门向的设置形成了遥相呼应的建筑格局，表现出贾湖的中、晚期房址在布局上逐渐形成规律。莪沟北岗的房址，门向南，为外宽内窄的阶梯状，房址地面平整，是用灰白色土铺垫而成的，房内有圆形红烧土灶面。铁生沟遗址的 1 座房址比较简单，直径 2.9 米，门向北，门道口有用石块铺砌的三级台阶，屋内用红烧土块、灰烬和陶片等物铺垫，说明当时的人类已知道防潮。此外，贾湖遗址还有极少数的平地起建形式的房址。

裴李岗文化时期有比较发达的农业，饮食结构的变化，促进了裴李岗史前人类体质的逐步改善。裴李岗文化时期大量的农业生产工具已经投入到生产领域中，其中最多的是石铲，其次为石磨盘、石磨棒，石斧、石镰也占有一定的比例。石斧、石铲、石镰、石磨盘、石磨棒这 5 种工具，在裴李岗文化的农业中，呈现出了一个完整的种植、收割、脱粒的生产过程。由石斧也可以推断裴李岗文化的生产方式，还保留有火耕的特征，但已向粗耕农业阶段发展。在石固遗址中，出土有骨链形器 32 件，石、陶球 16 件。在莪沟北岗遗址，仅石弹丸就有 22 件，这些都是渔猎活动的遗存。另外，各遗址中出土的不同形状的刮削器、石片等打制石器，也可能是裴李岗文化中采集经济的一种证据。植物的炭化果核也有一定的发现，裴李岗遗址出土有梅核、酸枣核、核桃壳等。中山寨遗址有楔蚌和椔螺两种蚌壳。贾湖遗址出土有 20 余种野生动物骨骼，有鹿、貉、紫貂、狗獾、野猫、豹猫、野猪、獐、野兔、鱼、龟、鳖、鳄、蚌等；采集植物主要有野生稻、野菱和野大豆。农业生产状况又一方面的证据是粟类作物的出现。沙窝李遗址在第二层发现有比较密集的炭化粟粒，贾湖遗址还发现带有一定野生稻特征且籼粳分化不彻底的原始栽培水稻，同时，在该遗址也发现栽培水稻的硅酸体，这在北方地区新石器时代中期文化中是比较罕见的。贾湖遗址发现最多并能认定的家畜有猪和狗，从裴李岗文化的后继者下王岗仰韶文化遗存中已发现家养的黄牛。

　　裴李岗文化共发现墓葬 747 座，墓内人骨架一般保存较差，多数仅能看出已腐朽的骨痕或仅存几颗牙齿。从墓葬形制反映的情况看，当时氏族内部有着牢固的血缘关系。通过对肢骨的测量与推算，贾湖古代居民男性身高的变异范围是 163.8 ~ 179.93 厘米，平均身高是 170.58 厘米，身高较高，个体差异明显；女性身高变异范围 159.77 ~ 173.86 厘米，平均身高为 167.15 厘米，身高较高，个体差异明显。两性之间身高差异较小 [1]。

2. 疾病病种

　　裴李岗文化的病种主要有口腔疾病和寄生虫病。

　　贾湖遗址 2001 年发掘墓葬出土的个体中，71 例个体残存有牙齿，有 50 例发现明显的口腔疾病。50 例病患个体中有 14 例患有不同程度的龋齿，有 17 例个体患有不同程度的齿根脓疡，7 例个体患有不同程度的骨质疏松症，能观察到的与贫血有关的个体有 5 例 [2]。

　　根据贾湖遗址墓葬腹土（腹土即墓葬内位于人体腹腔部位的土壤，当人体死亡并被埋葬后，随着尸体的腐烂，腹腔内的物质就会逐渐渗入周围的土壤中，腹腔内所含的寄生虫卵也就随之进入人体腹部填土之中）的古寄生物研究，在贾湖遗址古墓葬腹土中发现线虫类蛔虫卵、鞭虫卵、绦虫类虫卵及部分疑似吸虫卵等多种肠道内寄生虫。蛔虫病和鞭虫病的感染与饮用水的清洁和粪便管理等个人和环境卫生有密切关系，感染后可损伤局部肠黏膜，引起出血及炎症反

1. 中国社会科学院考古研究所，中国考古学·新石器时代卷 [M]. 北京：中国社会科学出版社，2010.

2. 河南省文物考古研究院，舞阳贾湖 [M]. 北京：科学出版社，2014.

应。贾湖墓葬腹土发现有蛔虫卵和鞭虫卵，可以看出贾湖遗址史前人类对居住地环境卫生并未进行有效管理。绦虫常见的为猪带绦虫和牛带绦虫，贾湖遗址发现有大量家猪残骸，因此贾湖人感染的绦虫病极有可能是猪带绦虫病。吸虫多以淡水螺或蚌等中间宿主通过饮水或食用未加工成熟的淡水螺、淡水河蚌传播，说明贾湖先民饮水水源仍以自然河流为主。[1]

（二）仰韶文化

仰韶文化是黄河中游地区一支重要的新石器时代晚期文化，因最早发现于于河南渑池仰韶村而得名，考古学中将其分为半坡类型和庙底沟类型两个文化类型。仰韶文化遗址主要分布在陕西、河南、山西三省，河南的仰韶文化遗址及相关遗存主要有：陕县庙底沟、三里桥，渑池县仰韶村，洛阳市王湾，郑州市大河村，荥阳市秦王寨点军台，淅川县下王岗，安阳市后冈、大司空、大正集，濮阳市西水坡[2]。

1. 文化形态

仰韶文化以彩陶为主，早期以红陶和红褐陶为主，后期出现灰陶与黑陶，主要器型有罐、瓮、尖底瓶、碗、钵、盆、釜、灶、豆等炊器、盛器、水器和食器。居住建筑多数仍为半地穴式，分为圆形半地穴式、圆形地面式、方形半地穴式、方形地面式、方形地面多间式。并出现了一定数量的地面建筑，居址面积较大，立柱开始使用柱础。大河村文化房屋建筑技术比较进步，居址平面有长方形、方形和圆形三种，有单体建筑，也有多间连建和套间地面建筑。

下王岗文化房屋以地面建筑为主，早期平面多为圆形，晚期多方形。晚期出现多间连建的房屋和近 30 间居室合成一排的长屋，屋内一般设有火灶。地面建筑房屋有中央立柱，挖有墙基，在基槽内栽柱筑墙，地面以火烘烤。

1.张居中，任启坤，等.贾湖遗址墓葬腹土古寄生物的研究［J］,中原文物,2006，03.
2.中国社会科学院考古研究所.中国考古学·新石器时代卷［M］.北京：中国社会科学出版社，2004.

2. 疾病病种

西坡遗址位于河南省灵宝市阳平镇西坡村西北,是典型的仰韶文化庙底沟类型遗址。西坡古代居民男性身高的变异范围是 161.1 ~ 181.3 厘米,平均身高是 168.59 厘米,身高中等；女性身高变异范围为 157.2 ~ 160.8 厘米,平均身高为 159.23 厘米,身高中等。西坡墓地出土的 35 例人骨中,有 13 例个体有不同程度的龋齿或明显患有牙周炎。15 例个体患有不同程度的齿根脓疡,9 例个体出现骨质疏松现象。普遍存在不同程度的退行性关节病,且骨质增生患病率较高[1]。

(三)庙底沟文化

庙底沟文化是继仰韶文化之后发展起来的一种新石器末期文化类型,因河南陕县庙底沟遗址第二期文化遗存而得名,庙底沟二期文化的分布范围地跨河南、山西、陕西三省,包括豫西、晋中南和整个关中地区。其中心区域在豫西、晋南和关中东部地区。目前已知的庙底沟二期文化遗址已达数百处,河南有陕县庙底沟,渑池县仰韶村、郑窑、班村,灵宝市涧口。

1. 文化特征

庙底沟文化陶器以夹砂灰陶为大宗,主要器类有罐、鼎、灶、斝、盆、杯、豆、瓶、钵、器盖、甑等十几种。生产工具有陶器、石器、骨器、角器和蚌器。石器以磨制为主,同时也有少量打制石器,种类包括斧、铲、粗、刀、镰、磨石、柞、矛、链、球、弹丸等。骨器有骨锥、角锥、骨匕、骨凿、骨链、骨钩、骨针等,角器有角链,蚌器有蚌链、蚌刀、蚌镰等,均磨制精细。陶质工具有纺线的陶纺。

庙底沟遗址二期文化的房屋建筑主要有半地穴圆形单室、半地穴方形单室、半地穴"吕"字形双室和窑洞建筑 4 种形式。其中半地穴圆形单室建

---

1. 王明辉. 中原地区古代居民的健康状况——以贾湖遗址和西坡墓地为例 [J]. 第四纪研究,2014,34(1).

筑最为流行。以庙底沟遗址发现的一座保存最为完整，半地穴深 1.24 米，穴口略小于穴底，底部居住面直径为 2.7 米，先抹一层草拌泥，再涂一层白灰面，光滑整洁，复原后为一座圆形攒尖顶式房屋[1]。

2. 人类学特征

庙底沟遗址二期文化人类死亡年纪多为 24 ~ 55 岁。两性头形皆以椭圆形占多数，其次为卵圆形。颅缝简单，眉弓不发达，眼眶圆钝形。梨状孔心形最多，其次为三角形，梨形最少。梨状孔下缘形态多鼻前窝型和人型，婴儿型和鼻前沟型最少。鼻前棘不发达，男性颧形以轻度深而宽，颧上颌交界处圆钝的为多；女性则以重度深而宽，颧上颌交界呈直角的较前者略高。男女两性的犬齿窝弱的居多，上颌门齿多呈铲形[2]。

1. 中国社会科学院考古研究所 . 中国考古学·新石器时代卷［M］. 北京：中国社会科学出版社，2010.

2. 韩康信，潘其风 . 陕县庙底沟二期文化墓葬人骨的研究［J］. 考古学报，1979.02.

第二章

夏商周时期的医学认知

夏、商、周三代的建立，揭开了中国历史的新篇章。中华文明体系最终形成并渐趋繁荣，对其后数千年间中国社会制度、文化制度的基本架构产生了深刻影响。夏、商时期载籍缺乏，先秦典籍也仅寥寥数笔，号称"一代信史"的司马迁在《史记·夏本纪》和《史记·殷本纪》中也只是记载了一个简略的历史框架。1899 年，伴随着殷墟甲骨文的发现，现代考古学逐渐介入到中国上古史的考察，通过一系列田野考古，逐渐揭开了商代的神秘面纱。中华人民共和国成立后，伴随着大规模文化遗址的发现与发掘，夏代的历史资料也逐渐丰富起来。

殷墟甲骨文作为一种成熟的文字体系，既代表了商代文化的辉煌，也证明了中国古代文明的高度成熟，同时也为我们提供了了解商代先民疾病及疾病观念的可靠资料。而夏代及商代早中期由于文字记载的缺乏，我们依然只能通过考古发现进行管窥。

一、夏代（二里头文化）

夏代文明一直是中国文史界着重探讨的时代，传统上，学者多通过《史记》《帝王世纪》《竹书纪年》等记载上古史实的古籍进行考证。20 世纪 20 年代，现代考古学传入国内，夏文明的考古学研究拉开了帷幕，20 世纪 50 年代以后，随着偃师二里头遗址和二里头文化的揭示，二里头文化遂成为公认的探索夏文化最重要的研究对象。

1. 文化特征

二里头文化遗存主要分布于河南境内洛阳盆地的伊河、洛河，郑州一带的索须河，漯河、平顶山地区的淮河支流等区域，陕西、湖北、山西有少量的分布。二里头遗址经过 60 余次发掘，发现了大面积的夯土建筑基址群、宫城和作坊区的围垣、道路遗迹。此外，还发现并发掘了大量墓葬、中小型房址、窖穴、水井、灰坑等，出土大量陶器、石器、骨器、蚌器、铜器、玉器、漆器和铸铜陶范等。这些成果使二里头遗址作为中国古代文明与早期国家形成期的大型都邑遗存的重要学术地位得到了学界公认[1]。

2. 疾病种类

据不完全统计，1956—1989 年，国内其他地域的二里头文化墓葬累积发现了近百座，偃师二里头遗址共发掘了 345 座，总数达 439 座，但人骨研究并未开展。2004 年至 2007 年，中国社会科学院考古研究所将 2 000 年以后发掘的零星人骨材料分为老、中、青三组进行了研究，统计了其口腔疾病及骨关节病的患病率。共观察出土人类颅骨标本个体 56 个，观察恒牙牙齿 894 个，统计结果显示，二里头遗址古代居民以牙数计算，牙周病的患牙率为 19.80%，其中，老年组患牙率为 57.34%，中年组患牙率为 12.84%，青年组患牙率为 0%；男性患牙率为 19.20%，女性患牙率为 21.19%。牙周病的患病率为 42.86%，其中，青年组患病率为 0%，中年组患病率为 33.33%，老年组患病率为 90.00%；男性患病率为 42.11%，女性患病率为 44.4%。好发部位以下颌第一磨牙为最多（占 36.07%），其次为下颌第一尖牙占 31.11%，以下依次为上颌第一磨牙、下颌第二双尖牙及下颌切牙。牙齿磨耗研究：观察头骨、颌骨、牙齿保持一致或能复原完整的个体 32 个，其中男性 22 例，女性 10 例，观察恒牙牙齿 494 颗，分为青年、中年、老年三组，20 岁以下为青年组，观察牙齿 9 颗；20 ～ 39 岁为中年组，观察牙齿 475 颗；40 岁以上为老年组，观察牙齿 10 颗。观察分级采用美国学者 Smith 制定的 8 级标准。咬合面磨耗分析显示：上颌牙齿平均磨耗为 4.2 级，下颌牙齿平均磨耗为 3.9 级，全口牙齿的平均磨耗为 4.0 级。前牙的牙齿磨耗平均为 3.7 级，最重的磨耗甚至达到 7 级；而后牙的牙齿磨耗平均为 4.4 级，最重的磨耗甚至达到 8 级。上颌第一臼齿磨耗最重，平均为 5.2 级，其次为下颌第一臼齿、上颌第一前臼齿及下颌犬齿。说明当时人类生活的环境极其恶劣，食物特别粗糙。在总数 894 颗标本牙齿中，生前脱落 72 颗，牙齿缺失率为 7.45%。其中因牙周病导致生前脱落牙槽

---

1. 中国社会科学院考古研究所 . 中国考古学·夏商卷［M］. 北京：中国社会科学出版社，2003.

嵴已经长平的有 58 颗，占 80.56%；因龋齿导致根尖脓肿而脱落的有 1 颗，占 1.39%；不明原因的牙齿缺失 13 颗，占 18.05%。研究结果显示，二里头遗址古代居民的牙周病较为普遍。从牙周病的患病年龄看，老年组的牙周病患病率及严重程度均高于中年组及青年组，说明牙周病随着年龄的增长，发病率逐渐增高。二里头遗址古代居民的下颌牙比上颌牙易于受牙周病侵犯，这些与现代人相似[1]。

骨关节病也为多发病，详见下表[2]：

序号	出土单位	分期	性别	年龄（岁）	骨骼保存状况	骨骼病理和异常
1	2000 Ⅲ T4	四早	女	15~17	髋骨，股骨残段	一根股骨髁有轻度唇状关节炎
2	2000 Ⅲ T1（人骨1）	四晚	男	壮年	头骨片，股骨，髋骨	股骨内、外髁初现唇状关节炎
3	2000 Ⅲ H18（人骨1）	四晚	女	中年	下颌，肢骨残段	肱骨鹰嘴窝处有一个直径约 4 毫米的圆孔，周缘光滑，不像死后造成，也不像工具钻孔，原因不明，或可能是先天形成。一个大脚趾骨上有直径约 7 毫米的腐蚀洞，推测感染形成
4	2006 Ⅴ T117 剖 D	二早	男	30~35	骨骼为残块，有部分上肢骨、下肢骨和髋骨、体骨	两侧股骨内、外髁有唇状关节炎，下胸椎和腰椎周缘有骨赘
5	2003 Ⅴ T49 早期夯土	二晚	女	老年	头骨片，残破下颌	下颌齿孔全部闭合
6	2002 Ⅴ M3	二晚	男	30~35	残肢骨	下肢膝部卷边关节炎
7	2004 Ⅴ M9（人骨1）	二晚	女	40~45	下颌残块，残肢骨、体骨、髋骨等	左、右股骨内、外髁有轻微唇状关节炎，两个髌骨有轻度关节炎，椎骨上无病理；牙齿磨耗严重，患牙周病

1. 中国社会科学院考古研究所.中国田野考古报告集·二里头（1999—2006）[M].北京：文物出版社，2014.

2. 中国社会科学院考古研究所.中国田野考古报告集·二里头（1999—2006）[M].北京：文物出版社，2014.

续表

序号	出土单位	分期	性别	年龄（岁）	骨骼保存状况	骨骼病理和异常
8	72 V M55	三期	男	青壮年	头骨片，体骨残块	锁骨骨折后错位愈合
9	2003 V T31 D4 柱坑 6	三期	?	成年	肢骨残段，两节椎骨，颌骨	椎骨上无病理；有牙周病
10	2003 V M12	四早	女	26~28	髋骨，部分椎骨和肋骨，较完整上下肢骨	肢骨比较粗壮，膝部和肘部无关节炎，椎骨上无病变
11	2002 V H92	四晚	女	40~45	头骨片，上、下颌，2 根股骨，1 根胫骨	股骨内、外髁有唇状关节炎，头骨片上有铜锈；患牙周病，齿根暴露严重，下颌齿槽边缘外翻
12	2004 V H267	四晚	女	35~40	上颌，头骨片	牙齿磨耗严重
13	2003 V M8	四晚	女?	中年	头骨片，残破肢骨和体骨	两个大脚趾有明显炎症，右股骨中段有肌炎骨化现象；椎骨无病理现象；牙齿磨耗相当严重，牙周病，齿根暴露部分超过齿根的 3/4
14	2003 V M13	四晚	女	成年	残破肢骨、髋骨和体骨	股骨内、外髁有比较明显（中－重度）唇状关节炎和多孔关节炎，肢骨比较粗壮
15	2004 V H305（人骨 1）	岗早	女	20~25	头骨片，上、下颌，肢骨残段，部分体骨	右上肢肱骨的鹰嘴窝（肘部）初现关节炎，椎骨无病理现象，肢骨肌嵴比较明显，从上肢骨的形态推测，上肢经常用力
16	2004 V H305（人骨 2）	岗早	女?	20~25	头骨片，上、下颌，肢骨残段	上侧门齿和 2 个犬齿出现褐色变色状况，无龋齿
17	2001 V H17	岗晚	女	±35	头骨（上、下颌），部分肢骨、髋骨和体骨	腰椎上出现骨赘，肩胛窝有轻微关节炎；上肢的肱骨肌嵴比较发达，推测上肢经常用力，并可能牵连到肩；股骨下端都有卷边关节炎；患牙周病，齿根暴露，下颌有齿槽外翻
18	2002 V H160	岗晚	女	成年	头骨片，残破肢骨	患牙周病

二、商代

（一）先商文化

1960 年，北京大学历史系考古专业（今北京大学考古文博学院）所编《中国考古学（商周——青铜时代）》首次提出"先商文化"的概念。所谓先商文化是指成汤以前诸殷商先公时代，商"部落"所创造的文化，具体所指考古分期为分布于黄河两岸的晚于龙山文化、早于郑州市二里岗的文化遗存[1]。

先商文化遗址主要有：河北邯郸涧沟和鬼台寺，磁县界段营、下潘汪、下七垣、南城，邢台葛庄，河南安阳大寒南岗、郭邓，濮阳马庄，新乡潞王坟，淇县宋窑，鹤壁刘庄，辉县琉璃阁、孟庄、孙村，修武李固，杞县陆台岗，焦作月季公园遗址、马村区安阳城遗址等[2]。

通过对鹤壁刘庄遗址下七垣文化墓地出土的 202 例人骨标本进行研究，结果显示，在观察的全部 202 例个体中，仅有 10 个个体出现有龋齿、牙周病、根尖脓肿等口腔疾病，患病率为 4.95%。口腔患病率是非常低的。说明刘庄遗址居民可能已具备良好的卫生习惯，食物结构可能也有所改善，渐趋精细化[3]。

（二）早商与中商文化

早商，即商代早期的文化。自 1983 年偃师商城遗址发现以来，多数学者主张郑州商城、偃师商城始建和使用时期的商文化即早商文化，且为早商文化的主体类型，中心区域即为郑洛地区。比较著名的有垣曲商城、偃师二里头遗址、巩义稍柴、登封王城岗、郑州上街、陕县七里铺等。偃师商城、郑州商城和垣曲商城，具有完整的城市体系，城内既有大型夯土基址，也有一些中、

1. 中国社会科学院考古研究所 . 中国考古学·夏商卷［M］. 北京：中国社会科学出版社，2003.

2. 李晶 . 先商文化类型研究［D］. 郑州：郑州大学，2010.

3. 魏东，张林虎，赵新平 . 鹤壁刘庄遗址下七垣文化墓地出土人骨标本鉴定报告［J］. 华夏考古，2009，02.

小型基址，小型房基多为半地穴式和地面式建筑，有的在室内地面铺设白灰面。城市内出现了不同的功能分区，建设了完整的给排水系统，是早商时期公共卫生建设的体现[1]。

偃师商城的水道系统分城外和城内两部分。城外的水道主要是环绕大城城外的护城河，以及城址附近的自然河流。城内水道又可分三类：第一类是宫城内池苑同城外沟通的供水、排水道；第二类是和大型建筑相配套的排水道；第三类是简易的排水浅沟。第一、第二类水道的设计比较考究，一般采用石质结构或局部地段采用木石混合结构，以第一类水道的规模比较大。第二类水道主要集中于宫殿区内，用于从宫殿或宫城内向外排水，水道底部落差明显。第三类水道指简易的明道排水浅沟。分布比较普遍，上自宫殿区，下至一般性质建筑附近。

郑州商城位于现今郑州市区的东部，京广铁路以东，陇海铁路以北区域。金水河流经城北，熊耳河在城南的内、外城墙之间，自西南向东北流淌，为郑州商城的供、排水提供了方便。此外，井水也是郑州商城的主要水源。迄今发现的水井可以分为两类：一类是在整个商城普遍分布的土坑竖井，平面形状大多为圆角长方形，个别的为椭圆形和不规则形。另一类是带井坑的比较讲究的水井。这两类仅发现3眼，均位于宫殿区内，2眼为圆角方形，1眼为圆形。其中1眼井平面呈圆角长方形，井口长2.1米，宽1.3米，井底长2.68米，宽1.42米，井深7.8米。距井底以上2米处有"井"字形木构井框，井框由经过加工的圆木纵横套叠而成，木构件之间为榫卯结构。在井框的底部有4块大方木拼成的井盘。方木的宽度和厚度均在0.4米，井盘长2.42米，宽1.34米。井盘、井框的四周围护一周高度和厚度都涂有不大均匀的青膏泥，以加固井框。井底铺垫一层0.2～0.25米厚的破碎陶片，对井水起过滤作用[2]。

---

1. 中国社会科学院考古研究所.中国考古学·夏商卷［M］.北京：中国社会科学出版社，2003.

2. 河南省文物研究所.郑州商城考古新发现与研究［M］.郑州：中州古籍出版社，1993.

中商文化阶段的遗存较多见于藁城台西，邢台曹演庄，安阳三家庄、小屯，济南大辛庄，郑州小双桥，安阳洹北商城[1]。其中洹北商城是中商文化代表，城垣遗址完整，城垣内分区明确，并建有大规模水渠、陂池等水网设施，沿渠人口聚集，并发现有水井[2]。

（三）晚商文化

作为商代晚期都城，安阳殷墟的文化遗存，被称为"殷墟文化"，是晚商文化的集中体现。晚商文化的集中披露，当属1899年甲骨文的发现，作为一种成熟的文字体系，甲骨文不仅是殷代先民崇神敬鬼、重巫尚卜的实录，也是了解商代社会信息的重要途径。

自1899年发现甲骨以来，迄今为止共出土殷商甲骨16万余片，甲骨文字5 000余字，可释读的有2 000余字，它涵盖了殷代社会生活的各个方面，其中不乏殷商时代的医药卫生资料。在这16万余片的甲骨中，记载商代医疗活动的有323片，415辞，包括了个人、环境、饮食、人体生理、病理，以及疾病的简单治疗等医疗卫生的各个方面。

"疾"，甲骨文写作，像人生病后卧床不起、大汗淋漓的样子，《说文》中"疒（nè），有疾病象倚著（通"着"）之形"，正是取义于此。

最早对甲骨卜辞的医学资料进行专门考释的是我国著名甲骨学专家胡厚宣先生。胡厚宣于1942年著成《殷人疾病考》一文，认为"殷人之病，凡有头、眼、耳、口、牙、舌、喉、鼻、腹、足、趾、尿、产、妇、小儿、传染等十六种，具备今日之内、外、脑、眼、耳鼻喉、牙、泌尿、产妇、小儿、传染诸科"。嗣后，由于新出甲骨的发现与文字释读工作的进展，现今可考知的商代疾病约54种，如疾首、疾目、疾耳、疾自（鼻）、疾口、疾舌、疾齿、疾身、疾趾、疾心、

1. 中国社会科学院考古研究所. 中国考古学·夏商卷［M］. 北京：中国社会科学出版社，2003.
2. 唐际根，岳洪彬，荆志淳，等. 洹北商城与殷墟的路网水网［J］. 考古学报，2016.03.

疾骨、疾胸等[1]。如：

甲辰卜，出，贞，王疾首亡延。(《甲骨文合集》24957)

甲卜，子疾首亡延。(《殷墟花园庄东地甲骨》304)

"疾首"即"首疾"，"首亡延"为"首疾亡延"的省文，"亡"通"无"，延，缠绵之意；亡延，即头疼很快痊愈。

贞，疾耳，佳（惟）有害。(《甲骨文合集》13630)

丙卜，五日子目既疾。(《殷墟花园庄东地甲骨》446)

贞，王听佳（惟）忧。(《甲骨文合集》11018正)

癸卜，贞，子耳鸣，亡害。(《殷墟花园庄东地甲骨》501)

贞，有疾自（鼻），佳（惟）有害。(《甲骨文合集》11506正)

甲辰卜，出，贞，疾舌，佳（惟）有害。(《甲骨文合集》13634正)

妇好弗疾齿。(《甲骨文合集》773)

庚卜，子心疾，亡延。(《殷墟花园庄东地甲骨》181)

贞，疾止（趾），佳（惟）有害。(《甲骨文合集》13683)

贞，妇孕，其以妇死。(《甲骨文合集》10136正)

商代先民通过对人体体态特征的深入观察，在甲骨文中对人体体表部位已经有了充分记载，说明当时的人体认知已达到相当的水平，如首、面、目、口、鼻、眉、耳、手、肘、肱、臂、足、胫、膝、趾、项、脊、腹、臀等；也有根据人体不同部位产生的生理功能而定名的，如孕、娩、乳、尿、血等。但对人体内部的脏腑组织记载不多，只有"心"字。

甲骨文记载的内、外、妇、儿、眼、口腔、耳鼻喉各科疾病有20多种，其中大多是按照人体的体表部位来区分的，如疾首（头病）、疾天（巅顶）、疾目（眼病）、疾耳（耳病）、疾口（口病）、疾齿（齿病），疾舌（舌

1.宋镇豪.商代史［M］.北京：高等教育出版社，2010.

病）、疾自（鼻病）、疾项（项病）、疾手（手病）、疾肘（肘病）、疾肱
（肱病）、疾身（腹病）、疾尿（尿病）、疾足（足病）、疾膝（关节病）、
疾胫（胫病）、疾止（趾病）、疾育（产科病）、疾子（小儿病）等。甲骨文
中记载的疾病也有一些是根据疾病的主要特征命名的，如"疾言"，即说话困
难或发音嘶哑；"疥"，是因易于结痂而得名；"蛊"，表示腹中有寄生虫；
"龋"，为虫蛀牙齿。这说明当时人们对疾病的认识已涉及五官科疾病、内科
疾病、外科疾病、妇产科疾病、小儿科疾病等常见各科疾病。

此外，甲骨文中还有"疾年""疾于四方"的记载，疾年指多病之年，似
指流行性疾病。如：

贞，有疾年其死。（《甲骨文合集》526）

壬辰卜，其宁疾于四方，三羌又九犬。（《小屯南地甲骨》1059）

通过分析考古发掘所获得的殷墟中小型墓葬居民骨骼病理状况，可以发
现，墓葬所属居民骨骼创伤出现较多，有骨质压痕、骨质砍创、线状骨折、塌
陷性骨折、孔状骨折、压缩性骨折及关节脱位，并发现有先天性骨关节病腰椎
骶化和骶椎腰化，骨骼非特异性感染类骨病化脓性骨髓炎、退行性骨关节病骨
肿瘤、骨关节营养及代谢性疾病、眶顶板筛孔样病变、多孔性骨肥厚等骨骼病
变[1]。

殷商先民虽然对人体的疾病有了较为具体的描述和记录，但由于认知水平
的限制，尚未能对疾病的致病原因做出较为合理的解释，加上当时重巫尚卜的
思想，很自然地，先民们就将致病病因归为天神上帝及已亡先祖的降罪。如：

帝降疾。（《甲骨文合集》18756）

丁巳卜，贞，亡降疾。（《甲骨文合集》14222）

贞，王疾不隹（惟）大示。（《甲骨文合集》13697正甲）（大示，殷先王）

1.原海兵.殷墟中小墓人骨的综合研究［D］.吉林：吉林大学，2010.

为了使疾病消除，让"神灵息怒"，殷商先民常常献祭于神灵、祖先，以祈求疾病的痊愈。而"巫"这种"沟通天人"的使者，不自觉地扮演了"医师"的角色，成为世界上第一批"医师"，为人间疾病的痊愈而乞灵于鬼神。有时商王本人还直接充当巫师为自己驱除鬼神作祟。如：

庚戌卜，朕耳鸣，有御（祭祀仪式）于祖庚（殷商先王）……

庚戌卜，余自御。（《甲骨文合集》22099）

医，繁体作"醫"或"毉"，今体简化为"医"。《公羊传·隐公四年》云"钟巫之祭"，何休注曰："巫者，事鬼神祷解以治病请福者也。"《广雅》："毉，巫也。"王念孙《疏证》曰："医即巫也，巫与医皆所以除疾，故医字或作巫作医。"从"毉"字的字形来看，很好地说明了医源于巫的密切关系。汉代典籍《韩诗外传》记录："上古医曰茅父，茅父之为医也，以莞为席，以刍为狗，北面而祝之，发十言耳，诸扶舆而来者，皆平复如故。"也是《素问·移精变气论》中"古之治病，惟其移精变气，可祝由而已"的一个旁注。巫医的兴起，是人类历史进程的必然，它既是当时相对简陋的原始医疗手段，也是历史长河中相当长一段时间内的一种重要治病手段。

甲骨文中还有一种字形 𠂤，胡厚宣先生认为，"我意 𠂤（殷）字左旁从又持↑，又即手，↑在古文字乃矢镞弋箭之一端，像尖锐器，疑即针，↑者示针之一端，尖锐有刺，𠂤字盖像一人身腹有病，一人用手持针，刺病之形。"[1]此说尚有争议。

甲骨卜辞中还有一些记载，也能说明殷人治病的方式，如：

丁亥卜，贞，汝有疾，其水。（《甲骨文合集》22098）

疾，亡入。（《甲骨文合集》22392）

亡入，疾。（《甲骨文合集》22390）

1.胡厚宣.论殷人治疗疾病之方法［J］.中原文物，1984，12.

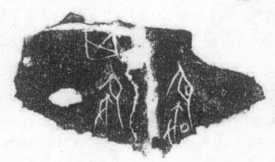

甲骨文"灸"字拓片

卜辞中的"水"与"疾"连用，似指通过沐浴或洗浴来治疗疾病。"亡入，疾"，则似乎说明应对疾病进行躲避，或指流行性疾病。

原始社会时期，人们通过社会实践，认识到了环境卫生的重要性，聚落地内的居住区与墓葬区的分离，是先民重视环境卫生的主要表现，商代沿袭了这种措施。动物圈养也可以说是最早的人畜分离措施，甲骨文中也有相应记载："王畜马在兹厩。"（《甲骨文合集》29415）

商代不少遗址还建有排泄污水的地下陶制管道或明暗沟渠等设施。如中商文化时期的偃师商城不仅有排水暗渠，还有排水明渠。晚商殷墟王邑也建有防治洪涝和排泄污水的明渠和石坝。有的生活区内还有地下排水管道的敷设[1]，如殷墟白家坟东地的族邑，在一处夯土建筑基址下又埋有长约16米的陶排水管道[2]，殷墟发现的陶质排水管道，有子母扣、三通转向接口等多种类型，可见当时的排水设施非常完善。小屯官室区一带发现的商代水井，四隅有木质井圈[3]。殷墟刘家庄发现的两眼水井，一眼为长方形水井，井口长2.3米、宽1米、深5.3米，四壁规整光滑，井底平坦，南北井壁有对称脚窝7对可供上下作

1. 中国社会科学院考古研究所安阳工作队. 殷墟出土的陶水管和石磬［J］. 考古，1976.1.
2. 中国社会科学院考古研究所安阳工作队. 殷墟考古又有重大突破［N］. 中国文物报，1997-8-31.
3. 石璋如. 殷代的夯土、版筑与一般建筑［J］. 历史语言研究所集刊，1969,41（1）.

业；另一眼为圆井，井深4.8米，井口下筑出两层台阶，最下挖成一圆形竖井[1]。殷墟白家坟东地的族邑发现水井3眼[2]。

三、周代

（一）《周礼》的医官制度

"方技者，皆生生之具，王官之一守也。"（《汉书·艺文志》）中国历代职官体系的设立，虽可从甲金文字中发现端倪，但系统记载职官制度的书籍首推《周礼》。《周礼》的成书自汉代起即有真伪之争，随着三代铜器的出现，尤其是周代青铜礼器的不断出土，《周礼》所记载的职官名称得到了部分证实[3]。对比《左传》与《周礼》的记载也可以发现，春秋时期的官制在整体格局、职官名称、职官权限方面都有较大相似性[4]。正如《四库全书总目提要》所说："然则《周礼》一书不尽原文，而非出依托，可概睹矣。"因此，《周礼》一书所记载的医官制度，可以作为考察两周早期医事制度的一个样本。

《周礼·天官冢宰》曰："医师上士二人，下士四人，府二人，史二人，徒二十人。食医中士二人，疾医中士八人，疡医下士八人，兽医下士四人。""医师掌医之政令……，凡邦之有疾病者，疕疡者造焉，则使医分而治之。岁终，则稽其医事，以制其食，十全为上，十失一次之，十失二次之，十失三次之，十失四为下。""食医掌和王之六食、六饮、六膳、百羞、百酱、八珍之齐（剂）……疾医掌养万民之疾病……，凡民之有疾病者，分而治之，死终则各书其所以，而入于医师。疡医掌肿疡、溃疡、金疡、折疡之祝药，劀杀之齐

1.安阳市文物工作队.1995—1996年安阳刘家庄殷代遗址发掘报告［J］.华夏考古,1997.2.

2.中国社会科学院考古研究所安阳工作队,殷墟考古又有重大突破［N］.中国文物报,1997-8-31.

3.李学勤.从金文看《周礼》［H］.寻根,1996.4.

4.沈长云、李晶.春秋官制与《周礼》比较研究——《周礼》成书年代再探讨［J］.历史研究,2004.6.

（剂）……凡有疡者，受其药焉。"《周礼·天官冢宰》所记载的医官制度中，"医师"既是两周医疗的中央管理机构，也具有了后世"太医"的雏形，"邦之有疾病者，疕疡者造焉"，也即负责王室或其他贵族的疾病诊疗。"疾医"，类似于今天的内科医生，"掌养万民之疾病"，担负基层医疗任务。"食医""兽医"分别类似于今之营养师、兽医师。

《周礼》所划分的医事制度，虽未必是当时实有职官的实录，但也可从中看出医学分科的萌芽和巫、医逐渐分离的社会医疗取向，巫、医混同逐渐走向了医、巫分离，最终形成了"人处疾则贵医"（《韩非子·解老》）的医疗文化。

（二）简帛中的"巫医交融"

1994 年 5 月，河南新蔡平夜君成楚墓出土楚简 1 571 枚，内容除遣册外，绝大部分为平夜君成占卜疾病的卜辞，墓葬年代约相当于战国中期前后[1]或战国早中期之交[2]，也从侧面反映出当时以巫代医、巫医交融的疾病观。如：

"☑贞：怀（背）膺疾，以瘝（胖）瘇（胀），心志（闷）"（甲一：14）

"☑弖（以）陵尹懌之大保（宝）豪为君贞：怀（背）膺疾，弖（以）瘝（胖）瘇（胀）、心志，既为贞，而敓（说）亓（其）祝（祟），自颐（夏）☑"（甲三：219）

"☑贞：既怀（背）膺疾，以·"（甲三：238）

"☑为君贞，既怀（背）雁（膺）疾，（以）瘝（胖）瘇（胀），膚（肤）☑"（甲三：257）

"☑贞，怀（背）膺疾，弖（以）瘝（胖）瘇（胀）·"（乙二：19）[3]

四、先秦诸子的生命观

远古时期，自然环境恶劣，人类祖先尚未及成年便已夭折，寿命十分短暂。

---

1. 河南省文物考古研究所. 新蔡葛陵楚墓［M］. 郑州：大象出版社，2003.

2. 宋华强. 新蔡葛陵楚简初探［M］. 湖北：武汉大学出版社，2010.

3. 河南省文物考古研究所. 新蔡葛陵楚墓［M］. 郑州：大象出版社，2003.

随着社会生产力的发展，人类的生存条件也得到了改善，逐渐追求健康长寿之道，从消极地逃避自然灾害到主动寻求保健长生之法。

夏商时期，是河南地区养生思想大发展时期，人民对生命健康的关注进一步提升。首先，青铜器的大量制作和使用，推进社会生产的繁盛。随着生活质量的极大提高，人们关注自我生命的意识逐渐增强。其次，殷商时期天文历法的出现和使用，使人们依照自然规律从事耕作，进行各种生产劳动；依照不同的节气确立起居时间，进行多种多样的生命养护活动。依据天文和历法行事，是夏商时期人们顺应自然养生思想的体现。再次，甲骨文的发明，使人们有了记事和传承的符号，文字可以传达人们的思想观念和内心情感，记录人们的日常劳作与活动。从甲骨文和出土文献的记载来看，这一时期的文字被大量发明，特别是带"心"字文字的创造，可以认为是人们对心理状态的一种关注，此外，甲骨文还有对于个人卫生和环境卫生的记载，当时的人们不仅注重外在生命形体的养护，而且还兼顾内在生命精神的康健。这是古代心理养生的发端，也是当时人们养心、养气、养神观念产生的思想萌芽。最后，饮食的多样性，改变了当时人们的膳食结构和营养来源。饮食是人们生命养护的关键，是人们延长寿命的根本，是人们治疗疾病、强身健体的主要方式。

到了春秋战国时期，人们的养生意识已经初步形成，构建了较为完整的养生思想体系。这个时期，人们挣脱了殷商时期"天命"思想的束缚，认为人的凶吉、祸福、贫富、夭寿、病愈等，都不是天的意志，这为当时养生文化的发展奠定了唯物论的思想基础。在此基础上，春秋时期也涌现了一大批早期的思想家，他们开始关注生命、思考生命、重视生命、珍爱生命，提出了许多与生命相关的哲学命题。

（一）老子的养生思想

老子，姓李，名耳，一曰聃，字伯阳，楚国苦县（今河南省鹿邑县）人，所著《道德经》是先秦道家的重要著作。汉代司马谈《论六家要旨》说："道家使人精神专一，动合无形，赡足万物。其为术也，因阴阳之大顺，采儒墨之善，撮名法之要，与时迁移，应物变化，立俗施事，无所不宜，指约而易操，事少而功多。"正因为道家"因阴阳之大顺""与时迁移，应物变化"，强调顺化天地，故其生命观追求"长生久视""任性自然"。

1. "长生久视"的生命观

《道德经》第五十九章："有国之母，可以长久，是谓深根固蒂，长生久视之道。"老子认为治理国家与养护身心，都要趁早从道，多多积德。对于"长视久生"，老子则用"不失其所者久，死而不亡者寿"进行解释。这句话的意思是：不离失本分的人就能长久不衰，身虽死而"道"仍存的，才算真正的长寿。老子所谓的"久"，不仅指肉体方面的寿命延长，还指精神方面的生命延续。物质生命和精神生命的和谐统一，即修身和养心的合二为一，则可达到"长生久视"。

2. "无为虚静"的生命法则

"无为"是道之自然的必然反映，要使事物处于自然状态就不能以人之有为去影响事物的自然进程。只有"无为"，事物才能按照自身的规律顺利发展，也只有在无为的自然状况下，人才能健康地生活。

"无为"养生原则的进一步延伸，则为老子养生的第二原则"虚静"。人之有为皆因欲念而起，欲念一起则心动，心动则意动，意动则神动，神动则气动，气动则形动，形动、神动则必然神驰于外，气散于中，精耗于内，健康为之受损，防止这一局面唯有一法可使之解决，就是虚其心，静其神。

3. "形神合一"的生命追求

老子养生思想的具体方法有"顺应自然""形神合一""少私寡欲"。

《道德经》第二十五章说："人法地，地法天，天法道，道法自然。"意思是说：人要效法地，地要效法天，天要效法道，道要效法自然，也就是说人必须顺应自然而生存，这是老子养生的根本观点。

《道德经》第十章指出："载营魄抱一，能无离乎？"强调营卫气血、精、津等（形体）与精神必须合一，不能分离。这种"形神合一"的观点对中医养生有深刻的影响。《素问·上古天真论》上说："形与神俱，而尽终其天年。"所以不仅要形与神俱，形神合一，而且要精、气、神合一。

《道德经》第八章指出："上善若水。水善利万物而不争，夫唯不争，故无尤。"《道德经》第八十一章指出："圣人之道，为而不争。"说明与世无争是圣人的至高境界，也是健康长寿的重要条件。

《道德经》第十章指出："抟气致柔，能婴儿乎？"意思是说，聚集精气致力柔和，能像婴儿一样吗？如果我们能永远保持婴儿的心态，能像婴儿那样精神专一，像婴儿那样精气和谐，我们就永远不会老。

（二）庄子的生命观

庄子（约前369—前286年），名周，字子休（一说子沐）。战国时期宋国蒙人（今河南商丘东北）。

庄子总结了先秦时期各种养生方法，特别是在继承与发展老子的生命思想的同时，在许多方面都有独到的理解。其核心是依道从事，顺应自然，不刻意妄为，养形与养神兼顾，重在养神，实现"天人合一"。庄子生命思想的主要内容可以归纳为以下几个方面：

1. 形神兼备，不偏不废

在庄子的养生理论中，"形"和"神"是构成生命的两大要素。"苦心劳形，以危其身""形劳而不休则弊，精用而不已则劳，劳则竭"。"养形"是肉体的保健，"养神"则是修养的提高。庄子认为，无论是"形"还是"神"都要适可而止，不能过度劳累。论及两者之关系，《庄子·达生》篇中说："养形必先之以物，物有余而形不养者有之矣；有生必先无离形，形不离而生亡者有之矣。"一方面，庄子似乎更侧重于"养神"，但另一方面，他又强调"养形"也不容忽视。他举一个事例，道出了两者之间，只重其一的危害："鲁有单豹者，岩居而水饮，不与民共利，行年七十而犹有婴儿之色，不幸遇饿虎，饿虎杀而食之。有张毅者，高门悬薄，无不走也，行年四十而有内热之病以死。豹养其内而虎食其外，毅养其外而病攻其内，此二子者，皆不鞭其后者也。"由此可见，在神形保养之上，只有相辅相成、不偏不废，才能达到"故养志者忘形，养形者忘利，致道者忘心矣"的理想之境。在具体的"养形"与"养神"上，庄子更加追求通过养神的方法达到形、神的统一。

在具体的养神方法上，《庄子》中所记载的主要有守一、守舍、坐忘、心斋等。

第一是"守一"。什么是"守一"？庄子托广成子答黄帝问，讲述了"守一"之道："至道之精，窈窈冥冥。至道之极，昏昏默默。无视无听，抱神以静，形将自正。必静必清，无劳汝形，无摇汝精，乃可以长生。"即以无视无听的手段达到精神的高度内敛，以清静无为、慎守身心的方法追求长生久视。后来道教继承发展了这一方法，各种功法多达几百种，并且从理论上加以系统的阐述。

第二是"守舍"。按照《管子·内业》所说，"形"与"气"形成人的身体，好比一个房子，"精"就居住在这个房子里。所以说："定心在中，耳目聪明，四支（通"肢"）坚固，可以为精舍。""精舍"就是精之所在的宿舍，把它打扫干净了，流行于宇宙间的精气就进来了。继而，人再能"严容畏敬"，精就自然住下了，使生命力更加充沛，聪明智慧愈加高大，故曰："敬除其舍，精将自来，精想思之，宁念治之，严容畏敬，精将至定。"庄子在这里区别了两种知识：一是有知之知，二是无知之知。前者是通过正常认识途径获得的知识，后者则是通过"虚室生白""耳目内通"等方法获得的关于客观世界的信息。显然，庄子所重视的是后者。

第三是"坐忘"。庄子借颜回口说："堕肢体，黜聪明，离形去知（智），同于大通，此谓坐忘。"他把"坐忘"分作"忘仁义""忘礼乐""坐忘"三个阶段。又借女禹答南伯子葵问道阐述了"坐忘"的过程："三日，而后能外天下，已外天下矣；吾又守这七日，而后能外物；已外物矣，吾之九日，而后能外生；已外生矣，而后能朝彻，朝彻而后能见独，见独而后能无古今，无古今而后能入于不死不生。"（《大宗师》）这就要求人们弃耳目去心意，最后连自己本身的存在也得忘掉。

第四是"心斋"。《人间世》说："若一志，无听之以耳，而听之以心。无听之以心，而听之以气。听止于耳，心止于符，气也者，虚而待物者也。唯道集虚，虚者心斋也。"这里讲的是一种静功。所谓"若一志"，是指练功时意念要专注不二；"听之以心"，是指用心细验体内气息运行出入，这是听息功夫；至功夫深入，心和气已打成一片，即不再用心听气，所以说"勿听之以心"；这时的功夫，渐入混沌的境界，身中是神气合一，心的知觉已不起作用，故曰"心止于符"；做功最后进入清虚的境界。这个"虚"不是意识的产物，而是从不知不觉中自然而然产生的。这种还虚的静功，就称为心斋。

2. 过度养生反害生

庄子从道的本性出发，提出养生之要在于秉持本性，顺应自然，不追求厚养，这其实是对老子反对"生生之厚"思想的继承与发展。他认为，行为举止不如和顺，情感意念不如率真。"和顺"就不会离失，"率真"就不劳心神，不离失、不劳神就无须追求粉饰外表，不追求粉饰外表，也就无须过度有求于外物了。饥渴就要饮食，寒冷就要御寒，像庄子讲的鹪鹩筑巢不过一枝，偃鼠饮河不过满腹，如此而已。而世人却把生活复杂化，过度贪求享受，给生活增添了负累，反而丧失了本性。庄子认为丧失本性有五种情况：一是五色乱目，使目不明；二是五声乱耳，使耳不聪；三是五种气味熏坏了鼻子，气味上逆伤害头脑；四是五种味道污染口腔，口腔受伤得病；五是患得患失扰乱本心，自性轻浮躁动不能持守。这五种都是性命的祸害。他也看到了不能自持，放纵自己是人性的一大弱点，结果只能是自食其果。不能自我克制就放纵，不抑制自己又要去做，这就是受双重伤害。受双重伤害的人，就不能长寿了。

五、医学传说与遗迹

文化遗迹保留了文化演变的诸多因素，河南医学文化遗存主要表现在众多的医学文物遗迹之中，远古时期的传说，经过后世的不断演进，内化为中华民族三皇五帝的历史传统，追寻这些遗迹，更多地体现出河南先民对文化的崇拜。

（一）新密黄帝宫

"医之始，本岐黄，《素问》作，《灵枢》详。"（《医学三字经》）

《史记·五帝本纪》记载："黄帝者，少典之子，姓公孙，名曰轩辕。"裴骃《史记集解》引谯周曰："有熊国君，少典之子也。"又引皇甫谧曰："有熊，今河南新郑是也。"唐代杜佑《通典》："新郑，汉旧县，春秋时为郑国，……有溱洧二水，祝融之墟，黄帝都于有熊亦在此地，本郑国之地。"清代顾祖禹《读史方舆纪要·卷四十七》："新郑县，古有熊地，黄帝都焉，周封黄帝后于此为邻国，春秋时为郑武公之国，曰新郑，以别于京兆之郑也。"据此，河南博物院名誉院长许顺湛先生提出，今以新郑为中心的新密等地区就是上古时期黄帝活动的区域。而轩辕丘记载比较明确的是顺治时期编纂的《新郑县志》："（有熊氏之国）溱洧襟带于前，梅泰环拱于后。"说明了轩辕丘在新郑老县城西北，梅山、泰山环拱，溱水、洧水紧紧依靠轩辕丘形成襟带。梅、泰二山在北，其地望在新郑最北的小乔乡，溱水、洧水主要在新密的曲梁乡、大隗乡和刘寨乡。

2008年12月至2009年6月，中国科学院考古所联合郑州市文物考古研究院，对横跨河南省登封、新密、新郑三市的"溱洧流域"的88处先秦时期聚落遗址进行了调查和复查，结果显示：这一区域遗址星罗棋布、丰富多样，仅新密境内就有自新、旧石器时期绵延至夏、商、周各个时期文化遗址近30处，显示了新密丰厚的文化积淀和完整的早期文明发展链条。新密遂因其史前文明遗址密集，涉及伏羲、黄帝活动的遗址、遗迹丰富而成为近年文明史研究的重点所在。至今，新密境内仍有众多与岐黄有关的地名、山川及建筑遗迹，如岐伯山、岐伯墓、岐伯泉、岐伯洞、黄帝城、黄帝宫、轩辕宫等，说明黄帝及岐伯、雷公、桐君、伯高、俞拊、鬼臾区等君臣，曾活动在该地区，他们尝草药、制砭石、治百病，为《黄帝内经》的形成提供了理论与临床实践基础。

（二）焦作神农山

沁阳市位于河南省西北部，隶属焦作市，古称怀庆府、河内县，因故城位于沁水之阳而得此名。沁阳历史悠久，古迹众多，是全国首批"千年古县"，是河南省历史文化名城。神农山即位于沁阳市太行山南麓，传说炎帝神农氏曾在此处辨五谷、尝百草、设坛祭天，故得名神农山。乾隆年间编纂的《怀庆府志》，即有"垅实自于炎农"的记载。经考古调查，在今沁阳市境内，留存有多处与伏羲时代相对应的新石器时期仰韶文化遗址，而伴随着道教与佛教的兴起，神农山也留下了诸多的宗教文物遗迹，成为神农山地区历史悠久、文化古迹丰富的实证。根据记载，神农氏"尝百草之滋味，水泉之甘苦，令民知所避就，当此之时，一日而遇七十毒"。（《淮南子·修务训》）"神农以赭鞭鞭百草，尽知其平毒寒温之性、臭味所主"。（《搜神记》）与中医药文化有着密切的关系。

神农山最重要的两处遗迹为神农祭坛与伏羲洞。神农山的神农祭坛位于神农山主峰紫金顶，系依山体崖石而建，遗憾的是，原遗址多被后世所建道教建筑破坏，故坛迹留存甚少，现已依据文献记载进行了复建。修复后的祭坛，东西长 30 米，南北宽 22 米，呈椭圆形。伏羲殿位于神农山西白涧沟谷口的始祖峰下，左为大雄山，右靠女娲峰。坐西面东，单檐硬山式石构出廊无梁殿建筑。面阔三间，进深一间并前，均用长方形石材砌筑而成。室内后壁辟两个形制完全相同的神龛，龛内原供奉有伏羲、女娲石像，人首蛇身，雕刻精美，抗日战争时佚失。此殿虽系石构建筑，但其外部形制、门窗装修等皆模仿木构建筑，其建筑手法具有浓郁的河南地方特色，也是考察河南古民居的重要素材。2002 年，当地政府在伏羲洞之上修建歇山式殿宇一座，将石构伏羲殿包于大殿中央，形成了殿中殿的布局，也为伏羲洞的保护起到了重要作用。

在神农山，有不少与炎帝神农密切相关的自然地名及源远流长的民间传说。如神农自山西高平南出太行，向怀川拓展时走过的长约12公里的神农故道；神农氏在尝百草、辨五谷的百草坡、五谷畦、神农谷；还有镢头沟、碓臼沟、磨盘岭等，每一处都有与神农相关的动人传说。当地有民谚云：神农谷里走一遭，百病不治自己消。

（三）商丘阏伯台

火的运用是人类社会由蒙昧走向文明的重要标志，正是由于火的使用，促进了人类社会的进一步全面发展。在火被人类掌握并成熟运用的同时，火也与医学，尤其是中医学的发展结下了不解之缘。

在中医学的治疗方法中，与火有着密切联系的当首推灸法。

东汉的许慎在《说文解字》中云："灸，灼也，从火久声。"清代段玉裁注："灼也。今以艾灼体曰灸……久、灸皆取附着相拒之意。凡附着相拒曰久。用火则曰灸。"据其字义，"灸"是以火为工具，灼烤人体皮肤来治疗疾病的方法，可以认为，灸法是最早的温热疗法之一。现代医学认为，温热疗法具有改善局部血液循环、加强组织代谢、镇痛解痉、促进炎症吸收的作用，从而也说明了灸法的重要作用。

实体的物质之火，经过人类不断的运用与人类思维的进化，又逐渐被抽象为一个重要的哲学范畴。古印度哲学的"四元素（地、火、风、水）说"与中国传统哲学中的"五行（木、火、土、金、水）学说"中的"火"，无不是火的抽象化表现。

在中医学中，历代先贤又将这种抽象的"火"，通过不断的临床实践，具象为一种表达人体阳性、热性一类的物象或人体机能亢进状态的病理因素，从而用来说明人体的病理变化与指导临床治疗，也就是中医学中"风、寒、暑、湿、燥、火"的六淫病因学说。如《素问·至真要大论》："夫百病之生也，皆生于风、寒、暑、湿、燥、火，以之化之变也。"《伤寒论·辨太阳病脉证并治》："太阳病，以火熏之，不得汗，其人必躁，到经不解，必清（圊）血，名为火邪。"

纵观世界各民族的发展历程，都不同程度地存在过"火崇拜"的因子。先秦古籍《韩非子·五蠹》中记载："上古之世，人民少而禽兽众，人民不胜禽兽虫蛇……民食果蓏蚌蛤，腥臊恶臭，而伤害腹胃，民多疾病。有圣人作，钻燧取火，以化腥臊，而民说（悦）之，使王天下，号之曰燧人氏。"燧人氏"钻燧取火，以化腥臊"，教民熟食，遂成为中华"火文化"的源头所在。燧人氏，也因而被称为"火祖"。

河南省商丘市睢阳区现存燧皇陵一座，位于商丘古城西南约 1.5 公里处。据传，为燧人氏死后陵墓所在。清代《归德府志》记载："燧皇陵在阏伯台西北，相传为燧人氏葬处。"燧皇陵原有享殿、配殿等建筑，可惜均毁于历代战火。1992年起，商丘市政府逐步对其进行了整修，成为中华"火文化"的重要纪念地之一。

（四）河图

"伏羲氏王天下，有神龙负图出于黄河。法而效之，始画八卦，推阴阳之道，知吉凶所在，谓之河图。"（《纬书集成·龙鱼河图》）

相传，上古伏羲氏之时，黄河中有龙鳞马身的异兽"负图"献瑞，该图二七居上，一六居下，三八为左，四九为右，五十居中，奇者为虚点，偶者为实点，故称"河图"。伏羲氏按照龙马所献"河图"演绎出乾、坤、艮、震、坎、离、巽、兑八卦，从而成为后世诸经之首的《周易》来源。

《汉书·五行志》说："刘歆以为虑羲氏（伏羲氏）继天而王，受河图，则而画之，八卦是也。"刘勰《文心雕龙·正纬》也提到："马龙出而大《易》兴。"这些文献资料都说明，人文始祖伏羲系依"河图"而画八卦，开启了《周易》哲学时代。

今洛阳市孟津县雷河村尚存有多种与"河图"相关的地名。在雷河村南部有条源于孟津县，向东南汇入黄河的河图，沿河岸分布有卦沟村、负图村、上河图村、下河图村、孟河村、马庄村等村子，相传该地域就是当年伏羲氏偶遇龙马、受河图而画八卦的地方。

龙马负图寺，又称"伏羲庙"，即位于雷河村。相传就是伏羲氏时代"龙马负图"献瑞的具体地点，该寺也因而得名"龙马负图寺"。

该寺北临黄河，南依邙山，寺前紧邻图河故道，始建于晋穆帝永和四年（348年），系时人为感念"人文之祖"伏羲的功绩而建，用以祭祀伏羲的一个场所。今寺内尚存的明嘉靖四十四年（1566年）孟津县令冯乾嘉撰立的《新建伏羲庙记》，碑载："县治西北五里许，地名曰浮图，寺名曰龙马。父老相传为伏羲时龙马负图之处。晋永和四年，僧名澄者于寺前建伏羲庙三楹，梁武帝因以龙马寺名之，俱遗碑可考。"

庙内伏羲殿，嵌有碑刻题记二十余通，"一画开天""图河故道""古河图""渊源"等古碑刻，字迹苍劲，刀法古拙。"伏羲圣像""伏羲庙全图"，还有如程颐、朱熹、邵雍、王铎、张汉等历代文人学士撰写并书丹的诗文碑碣，都是河洛文化影响力的体现。

（五）洛书

发轫于《周易》的阴阳学说、象数思维及整体观，奠定了"医易会通"的基本格局。而"河图洛书"又与《周易》的形成有着密切的联系。

"洛书"，相传为大禹之时，洛河中浮出之龙首神龟所献，龟甲上背负"戴九履一，左三右七，二四为肩，六八为足，以五居中"的图像，故称为"洛书"。大禹得到此图后，依此图治理水患，划定天下九州。又依此图制定九章大法，治理社会，天下大治。《周易·系辞》云："河出图，洛出书，圣人则之。"

"洛书"虽于史有载，但其出处，则众说纷纭。在今洛阳市洛宁县西长水村，就存有"洛出书"遗迹。

在西长水村村内，存有专记"洛书之源"的两通古碑。一碑通高约2米，砂石质，无碑额、碑座，圆首方足，立于土中，上有阴刻屋状纹理，又像是古代玉圭的形状，碑文居中而书，由于年代久远，风化严重，碑文仅存一"洛"字，书风古朴苍劲，颇似汉隶。另一通为雍正二年腊月，河南尹张汉所书，永宁县令（今洛宁县）沈育所立"洛出书处"碑，石高约1.7米，青石质，圆首方足，阴刻有双龙碑额。

此外，该村村西玄沪河与洛水交界处的山中尚存有"龟窝"遗迹，相传为神龟出世之所在，明代《河南通志》载："龟窝，在永宁县（今洛宁县）西洛水北岸水滨，乃夏禹治水洛龟呈瑞处。""龟窝"旁崖壁，还存有明代广东道状元西蜀刘武臣探访"洛出书"处所题的摩崖刻石，虽历经数百年，依旧清晰可辨。文曰："引蔓缘崖步涧泉，鸟声正尔弄清妍。潜踪莫遣惊飞去，留与游人当管弦。"

（六）伊尹制汤液

汤剂，是中医治疗疾病的主要剂型之一。中药的服用方法，经历了从生药吞服到煮汁饮汤的发展过程。早在"神农尝百草"时代，人们都是直接把药用植物放在嘴里咀嚼，或者将干燥的药物切碎吞服，这种"冶为末"的原始吞服方法在古籍中被称为"哎咀"。这种方法因药物未经加工炮制，可能会影响肠胃吸收及药效的发挥，还易产生毒副作用。后来随着制陶、冶炼业的发展及用火技术的普及，药物制剂方法亦随之变化。人们在烹调菜肴的启示下，把几味药物混合起来，加水煮成汤液饮服，从"药食同源"的角度促进了汤液的出现。

一般认为汤液始于商代，相传为商代汤王的宰相伊尹创制。那为什么伊尹被认为是汤剂的创制者呢？原因主要有两个：其一，伊尹博才多识，善于调和五味，精于烹饪，又是商汤时期最有名的"贤能"之士，受"医食同源"理念的影响，人们便把发明"汤剂"的功绩归功于他。其二，《汤液经法》一书的流传为伊尹创汤液提供了佐证，这也是最重要的原因。《汤液经法》是我国商代医药史上的重要典籍，最早见于《汉书·艺文志》的记载，但至宋代时原书已亡佚，在现存的医学文献中均不见关于其著者的介绍。魏晋时期的皇甫谧曾在其所著《针灸甲乙经》序言中讲道："伊尹以亚圣之才，撰用《神农本草》，以为《汤液》。"由此，《汤液经法》便被认为是伊尹所著。此书对后世方剂学产生了很大影响，南北朝时期的名医陶弘景在《辅行诀脏腑用药法要》中说："诸名医辈张机……咸师式此《汤液经》。"元代王好古也认为：

"殷伊尹用《本草》为汤液，汉仲景广《汤液》为大法，此医家之正学，虽后世之明哲有作，皆不越此。"也就是说，汉代"医圣"张仲景的"经方"就是在参考了《汤液经法》的基础上撰写的，可见此书对方剂理论的形成影响深远。《汤液经法》被认为是最早记载汤剂的著作，由此，伊尹创制汤液的故事也广为流传。

从"神农尝百草"到"伊尹创汤液"，实现了从中药发展到方剂的转变，此后，中医方剂学的基本原理逐渐形成并且不断完善。相对生药，汤剂吸收快，起效速，且可以随症加减，灵活方便，适用范围更为广泛。汤剂的出现，使药物组合成方变为现实。在传统的方剂学中，方剂的组成药物可按其在处方中所起的作用分为君药、臣药、佐药、使药，简称为君、臣、佐、使。从单方到复方的进步，为中医内服药物的治疗提供了更为广阔的发展空间。伊尹虽然不是专职医生，他一生所从事的事业也多与医药无关，但伊尹创汤液的故事已深入人心，他的事迹亦被后人所敬仰。因此，伊尹作为重要的"圣人"被后世供奉于许多药王庙中，也在中国医学史上留下了美名。

（七）虞城县伊尹墓

伊尹，名挚，又名阿衡，是公认的中医汤液之祖，晋代皇甫谧更是以"亚圣"称之，因伊尹负鼎俎以说汤王，又有功于医学，建树颇多，故各地多建祠纪念，但关于伊尹的出生地与卒葬地却众说纷纭，仅河南就有嵩县说、伊川说、杞县说、虞城说四种，省外则有山东曹县说、陕西合阳县说。

在今商丘市虞城县存有伊尹墓一座，相传为商汤宰相伊尹死后所葬之地。该墓位于今河南省商丘市虞城县西南20公里魏堌堆村，由伊尹祠、伊尹墓、柏林三部分组成，有管理员一名，据称其家世居于此为伊尹守墓，现为河南省重点文物保护单位。

虞城县伊尹祠，现存大殿三间：分祀"圣母佚姑"（伊尹母）、伊尹夫人与伊尹。据考证，该祠约始建于北宋时期，是全国建立较早的伊尹祀地。康熙年间编纂的《商丘县志》所录元代侯有造《重建伊尹殿记略》云："谷熟之南旧县，即古亳故墟……两城之间，有冢亩余三十之广，世为伊冢，冢前建祠，祠设其像，即古巡检李士良率乡耆卜温辈创建。"李士良，北宋神宗时期人，曾任开封府推官。其后，金元皆沿赵宋之旧，每年派员祭祀，"谷熟（今商丘）昔为名镇，乃三亳故墟之一……世传伊墓在焉……虽经河患，陵谷变迁，尚未湮没，况金元县治之碑其迹不泯，归德总府岁时遣官祭祀"（明代张元忠《伊尹墓祠记》，见康熙年间编纂的《商丘县志·艺文志》）。可见，北宋之后，此地已成为公认的伊尹墓葬处。

伊尹祠原有祭殿、钟楼、配房等辅助建筑，历经岁月沧桑，均未得以保留，现存伊尹祠建筑系据明代旧址复建，基址所存古砖风化严重，斑驳沧桑。殿侧立有清代及民国碑刻数十通，最早者为清道光年间所立《重修阿衡墓祠记》，可惜大部分碑文已磨灭不可辨识。

伊尹祠主殿之后，为一片古柏林。据传，为唐代名将程咬金所栽，虽历千年，仍苍劲挺拔。在柏林的环绕之中，伊尹墓处于其中。该墓保存较为完整，高 3 米，周长 46 米，四周砌石，墓碑圆顶方座，嵌于砌石之中，但碑额、碑文均已漫漶不清，碑额上仅存"元"字，但也颇难辨识。碑文的磨损除与自然风化有关外，也与当地"摸碑祛病"的民俗有一定关系。墓碑上方另有横石一方，楷书"商元圣墓"，无题款，当是后世重建时所立。

伊尹虽史有其人，见载于《史记·殷本纪》，但时代绵邈，加之古籍记载互相抵牾，其事迹已不可详考，现今的伊尹更多的是作为一种文化符号与意象而存在。

（八）汤阴扁鹊庙

扁鹊是战国时期著名医学家，他创造了望、闻、问、切的四诊法，奠定了中医临床诊疗方法的基础，扁鹊精于内、外、妇、儿、五官等科，应用砭刺、针灸、按摩、汤液、热熨等法治疗疾病。因屡愈沉疴，起死复生，被人们誉为"神医"。为此，秦太医令李醯非常嫉妒，便暗中派人刺杀了他。故《史记·扁鹊列传》载："秦太医令李醯自知伎不如扁鹊，使人刺杀之。"汤阴曾是扁鹊行医的地方，传说汤阴伏道村是扁鹊的被害之地，所以后人在这里建了扁鹊庙，以纪念这位伟大的医学家。因扁鹊足迹遍布各地，人们为了纪念这位济世救人的"神医"，便纷纷为他建墓立祠。据悉在河南、山东、河北、山西、陕西、浙江等地，多处都有扁鹊墓。关于扁鹊被害处，说法不一，汤阴扁鹊庙是河南与扁鹊相关的著名中医药文化遗迹。

汤阴扁鹊墓，位于河南汤阴县城东 8 公里的伏道村南。相传，当年秦太医令李醯因嫉妒生恨要刺杀扁鹊，便重金收买刺客，得知扁鹊长期在汤阴一带行医，打听到其行医的具体去向，埋伏于道旁，将扁鹊害死。后当地百姓遂"葬尸积冢，冢前立祠"，并把此村称为伏道村。

关于汤阴扁鹊墓，史籍和碑文多有记载。如：

南宋范成大（1126—1193 年）《揽辔录》曰："壬申（1152 年）过伏道，有扁鹊墓，墓上有幡竿。人传云：四傍（旁）土可以为药，或于土中得小团黑褐色（一作小圆黑褐色），以治疾。"

现存元至大元年（1308 年）《扁鹊墓祠堂记》碑记载："汤阴，彰德之属县也。伏道居县东之近郊，墓在村南五里，旧有祠其上，贞祐（1213—1216年）兵乱毁之。"

明代杨继洲《针灸大成》曰："予曾往磁州，道经汤阴伏道，路旁有先师扁鹊墓焉。……鹊乃河间人也，针术擅天下，被秦太医令李醯刺死于道路之旁，故曰伏道。"《大清一统志》卷一九七陵墓曰："扁鹊墓，在汤阴县东南。"伏道村扁鹊庙现存墓冢一座，高 2 米，呈六边形，周长 16 米，四周树木环绕，翠柏成荫。其墓前立有一块清康熙三年（1664年）《重修扁鹊先生墓文》的石碑。祠堂坐北朝南，称"广应王庙"，也称扁鹊庙。享堂之前，石柱刻有楹联和图案，窗下嵌有明清两代重修祠堂的石刻，院内东墙还有碑廊。

1997 年，汤阴县人民政府对扁鹊庙进行了复建。

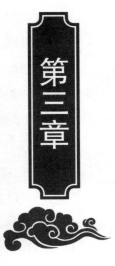

第三章

秦汉魏晋南北朝时期医药知识的发展

秦汉时期，是我国封建制度确立、巩固和发展时期，也是祖国传统医学体系初步形成时期。秦始皇统一六国所建立的中央集权制国家，为打破医学交流的地域限制，促进原各诸侯国医学知识、技术和药物的交流，创造了非常有利的条件，律法、文字、衡制的统一，客观上打破了医学知识表达与运用的藩篱，便捷了医学的交流和应用。秦以吏为师，所重者法令，诸子百家之书悉归博士，结束了先秦诸子学术争鸣的游学之风，但"所不去者，医药卜筮种树之书"，一定程度上表现出对医药自由发展的"保护"。同时，医学的进步，也促进了医学制度的发展，秦代则初步建立了中国古代基本的医事制度。汉承秦制，大一统中央集权王朝的建立，与此相配套的各种制度也渐趋于成熟。经济上，私有化的土地所有制基本定型，产业构成及其分布格局更加明晰；思想文化上，春秋战国时期的"百家争鸣"被适应王朝统治的独尊儒术所取代。政治、经济、文化的稳定繁荣，促进了医学的进步和发展；医学自身经过春秋战国的发展，也要求对其进行进一步的整理规范；秦汉后期无休止的战争，疾疫的暴发加速了医学的发展，《汉书·艺文志》记载此时已有医经、经方等大批医书，在这样的基础上，《黄帝内经》《神农本草经》《伤寒杂病论》等中医经典在此时期的问世，标志着中医学理论体系的形成。

河南作为这一时期的政治、经济、文化中心，医药文化也领先于其他地区，不仅产生了一大批医书，也涌现出了一大批著名医家，如华佗、张仲景等。医事制度逐渐完善，如洛阳南郊出土的东汉范雍砖志，说明此时官医的服务对象已经涉及刑徒。医疗机构也在逐渐形成，文献记载相当于产院的"乳舍"，在今河南汝南、颍川地区建立。中药生产工具已有较大进步，南阳瓦房庄汉代冶铁遗址出土的有铁制药碾槽。《神农本草经》中记载药物365种，其中河南为主要产地的有62种。

一、医事制度的沿袭与创制

（一）秦汉医事制度的沿革

在秦代的国家机构中，少府下设有太医令丞一职，太医不但负责中央官员的疾病诊治，而且掌管地方郡县的医疗事务。当时各地都设有医长，对太常、太医丞负责。药府中的药长主持药物之事，设有药藏府储存药物。秦时中央医事制度的确立，也为以后历朝中央医事制度提供了借鉴。

汉代的医事制度悉承秦制，有太医令、侍医、女侍医、太医监、医工、医工长、医待召、本草待召、典领方药等职。太常寺管理全国医事，少府负责勋贵医药，下设药丞和方丞。东汉时取消太常寺属官中的太医令、丞，于少府中设置太医令1人，掌管全国医药行政。下设药丞、方丞各1人，药丞主药，方丞主方，医药已分为两种职业。另外还有尚药监、中官药长、尝药太医、医工长等职，各种职位人员多达293人。

（二）医疗机构的革新——"太医署"

秦汉之前虽设置有最高医疗行政官员，但具体行政体系由于史料记录不详，其衙署、职数都缺乏相应记载。

就目前文献所见，最早见诸记载的医疗管理机构为西晋所设立的"医署"。《晋书·挚虞传》："将作大匠陈勰，掘地得古尺。尚书奏：'今尺长于古尺，宜以古为正。'潘岳以为习用已久，不宜复改。虞驳曰：'……今尺长于古尺几于半寸，乐府用之，律吕不合。史官用之，历象失占。医署用之，孔穴乖错。此三者，度量之所由生，得失之所取征，皆绝阁而不得通，故宜改今而从古也。'"北魏拓跋焘迁都洛阳后，推行汉化，官制改革承袭魏晋，也有了"太医署"的设置，《魏书·帝纪卷八·世宗纪》载："冬十月辛卯，中山王英薨。丙申，诏曰：'朕乘乾御历，年周一纪，而道谢击壤，教惭刑厝。至于下民之茕鳏疾苦，心常愍之。此而不恤，岂为民父母之意也！可敕太常于闲敞之处，别立一馆，使京畿内外疾病之徒，咸令居处。严敕医署，分师疗治，考其能否，而行赏罚。虽龄数有期，修短分定，然三疾不同，或赖针石，庶秦扁之言，理验今日。又经方浩博，流传处广，应病投药，卒难穷究。更令有司，集诸医工，寻篇推简，务存精要，取三十余卷，以班九服。郡县备写，布下乡邑，使知救患之术耳。'"

二、著名医家与医著

秦汉至三国时期，是传统医学理论初步形成的阶段。集中反映在《黄帝内经》《神农本草经》《伤寒杂病论》等中医经典著作中。

（一）张仲景与《伤寒杂病论》

《伤寒杂病论》是我国医学史上第一部理法方药完备的临证诊疗专著，是中医学"辨证施治"诊疗思想的奠基之作，对我国医学的发展产生了巨大影响，这是后世"言必称《内》《难》《伤寒》"，从而将《伤寒杂病论》作为与《黄帝内经》并肩的经典著作的原因。

"伤寒"，是一切外感急性热病的总称。《素问·热论》说："今夫热病者，皆伤寒之类也。"而张仲景所著《伤寒杂病论》则是我国第一部系统论述外感热病及杂病诊疗方法的专书。

张仲景（约150—219年），名机，东汉末年南阳郡涅阳人（今河南省南阳市）。其事迹始见于唐代甘伯宗所著《名医录》，但此书在南宋时期已经失传，今天我们所看到的《名医录》为北宋林亿等校订《伤寒杂病论》时所引用的，文曰："张仲景，《汉书》无传，见《名医录》，云：'南阳人，名机，仲景乃其字也。举孝廉，官至长沙太守。始受术于同郡张伯祖，时人言，识用精微过其师。所著论，其言精而奥，其法简而详，非浅闻寡见者所能及。'"除《伤寒杂病论》外，仲景遗著，考诸历代史志尚有如下数种：《金匮录》一卷、《张仲景脉经》、《张仲景方》十五卷、《张仲景评病要方》一卷、《金匮玉函》八卷、《金匮玉函要略》三卷、《金匮录》五卷、《张仲景五脏论》一卷、《张仲景伤寒论》十卷（王叔和编次）、《张仲景口齿论》一卷、《张仲景疗妇人方》三卷（《通志·艺文略》）。近代以来，由于敦煌经卷与日本古抄卷的发现与公布，也发现了部分与仲景相关的文献资料，学界多有考究。

张仲景师从于同郡张伯祖，而张伯祖的生平也仅见于张杲的《医说》："张伯祖，南阳人，性志沉简，笃好方术，诊处精审，疗皆十全，为当时所重。同郡张仲景异而师之，因有大誉。"

张仲景所生活的东汉末年，政治混乱，社会动荡，加之自然气候的变化，疫疠大范围流行。

东汉末年，外戚、宦官交替专权，党锢之祸大兴，外戚、宦官、朝臣、士族之间的斗争日趋激烈，"贪淫放纵，僭凌横恣，扰乱内外，螫噬民化"（仲长统《昌言·损益篇》），故而"农桑失所，兆民呼嗟于昊天，贫穷转死于沟壑"（《昌言·损益篇》）。政治的混乱，必然导致社会管理的失序，最终酿成了以张角为首的"黄巾起义"。

而此时自然环境的改变、自然灾害的频发，无形之中加剧了社会生活环境的恶化。根据研究、统计，仅东汉明帝永平七年至桓帝延熹九年（65—166年）的100余年中，东汉共发生自然灾害：水灾37次、旱灾51次、地震57次、虫灾23次、疾疫12次、雪霜冻10次、风灾15次、雹灾14次。（陈业新：《灾害与两汉社会研究》，上海人民出版社2004年版，第237页。）

两汉时期，最显著的是气候的由暖而寒的历史性转变。

从史书记载来看，秦汉尤其是汉代气候的由暖变寒自西汉汉武帝时已经初露端倪。《汉书·武帝纪》载："元鼎三年（前114年）三月水冰，四月雨雪，关东十余郡人相食。"《西京杂记》卷二："元封二年（前109年），大寒，雪深五尺，野鸟兽皆死，牛马皆蜷缩如猬，三辅人民冻死者十有二三。"

新莽时期，严重低温气候的记录更为频繁。《汉书·王莽传》："（天凤）三年（16年）二月乙酉，地震，大雨雪，关东尤甚，深者一丈，竹柏或枯。""（天凤四年）八月（17年），大寒，百官人马有冻死者。"可谓是连年低温。

《后汉书·五行志》载："灵帝光和六年（183年）冬，大寒，北海、东莱、琅琊井中冰厚尺余。""献帝初平四年（193年）六月，寒风如冬时。"体现出东汉晚期气候急剧转冷之峻绝酷烈的形势，也体现出"寒邪"致病对人体的重要影响。面对如此频繁的严寒，生活于东汉末年的张仲景家族也难幸免。仲景在《伤寒杂病论·序》中说："余宗族素多，向余二百，建安纪年以来，犹未十稔，其死亡者，三分有二，伤寒十居其七。"这一切无不促成了仲景专心向医，也最终促成了彪炳千秋的《伤寒杂病论》的问世。

《伤寒杂病论》的问世，还有一个重要的原因，即东汉末年疫病的流行。随着自然气候与社会环境的变化，加之东汉政府忙于内斗，社会管理能力的弱化，疫病逐渐流行开来。

史载："延光四年（125年）十二月，京师大疫，有绝门者，人惧。桓帝建和三年（149年）十一月，诏曰：'……今京师厮舍，死者相枕，郡县连陌，处处有之……又徒在作部，疾病致医药，死亡厚埋藏。'""（桓帝）元嘉元年（151年）春正月，京师疾疫，使光禄大夫将医药案行。""二月，九江、庐江又大疫。""（灵帝）建宁四年（171年）三月大疫。""熹平二年（173年）正月，大疫。""光和二年（179年）春，大疫。五年（182年）二月，大疫。""中平二年（185年）二月，大疫。"（《后汉书·灵帝纪》）

对于疫病所造成的影响，曹植曾作《说疫气》一文，谈及建安二十二年的疫情时说道："建安二十二年，疠气流行，家家有僵尸之痛，室室有号泣之哀。或阖门而殪，或覆族而丧。或以为疫者，鬼神所作。夫罹此者，悉被褐茹藿之子，荆室蓬户之人耳。若夫殿处鼎食之家，重貂累蓐之门，若是者鲜焉。此乃阴阳失位，寒暑错时，是故生疫，而愚民悬符厌之，亦可笑也。""家家有僵尸之痛，室室有号泣之哀"亦可见疫情之惨烈。

张仲景有感于家族的衰落，加之民生凋敝，医道日衰，遂悉心研究医学，"勤求古训，博采众方"，在前代医籍如《素问》《九卷》《难经》的基础上，又结合个人临证经验，编成了《伤寒杂病论》。《伤寒杂病论》原书16

卷，后经战乱散佚，先后经魏晋王叔和、北宋林乙等校勘整理，最终形成了现今的《伤寒论》和《金匮要略》二书，前者专门讨论伤寒病，后者主要论述内伤杂病。

《伤寒杂病论》脱胎于《素问·热病篇》，又结合了后汉时期"伤寒"证的发病过程，根据病邪侵入经络、脏腑的先后与程度的不同，患者正气的强弱，剖析了伤寒病各个阶段的病机、病位、病性，将外感热病的发展过程概括为六大类型：太阳、阳明、少阳（三阳）和太阴、少阴、厥阴（三阴），确立了"六经辨证"体系，较为系统地论述了外感发热疾病的发展过程，以及发病不同阶段出现的各种兼夹症候，提出了详细的治疗原则与治疗方剂。

对于各科杂病，张仲景以脏腑经络为枢机，缕析条辨，开后世脏腑辨证之先河。

《伤寒杂病论》以整体观念作为指导思想，以脏腑经络学说为基准，主张依据脏腑经络病机进行辨证，作为我国第一部完整的临床理论著作，确立了"六经辨证"的原则，他为后世医生在临床辨证施治等方面提供了准则和经验。

在用"六经辨证"区分病邪发展的深浅、进退、缓急的情况下，张仲景又把各种病势归纳为：阴、阳、表、里、寒、热、虚、实八个方面，也即后世的"八纲辨证"。张仲景在"八纲辨证"的基础上，进一步运用望、闻、问、切四诊法，对病情层层分析、仔细辨认，做出对疾病的正确判断，最早体现了中医的"辨证论治"思想。

在治疗原则上，《伤寒杂病论》不仅仅简单运用了"祛邪"和"扶正"两大方面，后世所总结的汗、吐、下、和、清、温、消、补八种治疗方法皆有所体现。

在方剂学方面，《伤寒杂病论》也做出了巨大贡献，创造了很多剂型，记载了大量方剂。《伤寒论》载方113首，《金匮要略》载方262首，若删去重复部分，合计实际载方269首，涉及药物多达214种，基本概括了临床各科的常用方剂。

在《伤寒杂病论》中，张仲景提出了严谨的组方原则，严格按照君、臣、佐、使的配伍原则进行组方，根据病情的变化和出现的一些并发症的不同，处方可以适当加减。同时，张仲景还创造了多种剂型，在书中载有汤剂、丸剂、散剂等。他的著作还大大发展了方剂学，调制了不少复合方剂。且改进了剂型，分别使用丸、散、膏、栓、洗、浴、酒、熏、滴鼻、灌耳等多种剂型和治疗方法，还创用了灌肠导便法等。《伤寒杂病论》中所运用的方剂种类之多，运用方法之灵活，可谓是前无古人，因此，《伤寒杂病论》被后世医家推崇为"方书之祖"。即便到了现代，《伤寒杂病论》中的很多方剂也是临床诊疗中常用的有效方剂，其所著的《伤寒杂病论》也成为后世从医者必学的经典课程。

张仲景不仅以医术享誉于当时，且医德高尚。他在《伤寒杂病论·序》中说："观今之医，不念思求经旨，以演其所知，各承家技，始终顺旧，省病问疾，务在口给，相对斯须，便处汤药，按寸不及尺，握手不及足，人迎趺阳，三部不参，动数发息，不满五十，短期未知诀诊，九侯曾无仿佛，明堂阙庭，尽不见察。所谓窥管而已。"对当时医德日衰的情况提出了批判，张仲景高尚的医德思想也成为祖国医学道德宝库中的重要组成部分。

张仲景的著作不仅影响了国内医学的发展，也促进了日本汉方医学的进步。仲景著作早在日本平安时期（794—1185年）之前就已传入日本，日本平安中期著名学者藤原佐世所编《日本国见在书目录》，其中载有《张仲景方》九卷。

到了日本江户时期（1603—1867年），日本汉医界出现了研究《伤寒论》的高潮，涌现了一批高质量的《伤寒论》研究著作，如丹波元简的《伤寒论辑义》《金匮玉函要略辑义》，丹波元坚的《伤寒论述义》《伤寒广要》，山田正珍的《伤寒论集成》《金匮要略集成》，森立之的《伤寒论考注》《金匮要略考注》，山田业广的《伤寒论读书记》《金匮要略读书记》，伊藤子德的《伤寒论文字考》《伤寒论文字续考》等，从而使《伤寒论》成为日本汉方医界的主流学术思想。

《伤寒杂病论》成书流传以后，不断受到后世医家的赞誉推崇。

金代成无己《注解伤寒论·严器之序》云："夫前圣有作，后必有继而述之者，则其教乃得著于世矣。医之道源自炎黄……后汉张仲景，又广汤液为伤寒卒病十数卷，然后医方大备。兹先圣后圣，若合符节。"

《伤寒明理论·伤寒明理药方论序》云："惟张仲景方一部，最为众方之祖……实乃大圣之所作也。"

元代学者许衡则这样评价："尝谓医方有仲景，犹儒书有六经也。必有见于此，然后可以议医。"

朱丹溪称赞曰："仲景诸方，实为万世医门之规矩准绳也。后之欲为方圆平直者，必于是而取则焉。"

明代李梴云："独有汉长沙太守张仲景者，揣本求源，探微索隐，取《内经》大小奇偶之制，定君臣佐使之法，而作医方，表里虚实，真千载不传之秘，乃大贤亚圣之资，有继往开来之功也。"

清代喻嘉言说："张仲景《伤寒论》一书，天苞地苻，为众法之宗，群方之祖。"

日本幕府"古方派"医家尾台榕堂曰："长沙为千古用方之鼻祖，然其方则咸出于三代圣贤之精制，长沙特集其大成耳。其方简明正严，条理秩然，宽猛之治，和攻之法，无不周详赅备。故苟能讲习谙练以精究其意，推广其义，则万病之治可运之于掌也。"

后人为了纪念张仲景，曾修祠、墓以祀之，最有名的为河南南阳仲景故里的"医圣祠"，相传为仲景墓所在。南阳医圣祠始建年月不详，现存建筑为明代嘉靖二十五年（1536年）儒医沈津等人倡修，明代藩王朱宇温（嘉靖四年进封，号"唐王"，就藩河南南阳府）亲撰《医圣张仲景祠墓志》一文，刊石立于墓前，残石现存祠内。其后，清代康熙二十七年（1688年）、乾隆三十五年（1770年）、嘉庆十五年（1810年）、道光九年（1984年）、光绪九年（1883年）均加以整饬修葺。新中国成立后，1956年重加修缮，1988年

1月13日被国务院公布为"第三批全国重点文物保护单位"，时至今日，仲景"医圣祠"仍为人们所崇敬而四时享祭。

（二）褚澄与《褚氏遗书》

褚澄，字彦道，阳翟（今河南省禹州市）人，南齐著名政治家、医学家。《南齐书·褚澄传》《南史·方技传》都记载，褚澄极喜医术，尤其善于望诊和切诊，善究医术，时人崇敬若神，"望色辨证，投剂如神，与卢扁华佗比肩"。据《南齐书·褚澄传》及《中国医籍考》等书记载，褚澄一生著有两部医书，一为《褚氏遗书》，二为《褚氏杂药方》（20卷）。后者散佚，今世仅存《褚氏遗书》。《褚氏遗书》，又称《医论十篇》，是一部颇具学术价值的基础医学理论著作，此书经过唐代人整理而成，于宋嘉泰年间刊行，今有《六醴斋医书》本。

《褚氏遗书》共10篇，包括受形、本气、平脉、津液、分体、精血、除疾、审微、辨书、问子，共2 600多字。涉及的内容很广泛，阐述了气、血、精、津液的生理功能和病理变化。褚澄认为如果人体的阴阳二气失调，就会生百病。书中还介绍了辨治疾病的要点，以及生育、养生之道等，均有其精辟独到之处。在疾病治疗上，褚澄强调在治病时需要辨别病症，根据疾病的部位和性质来进行治疗。例如，褚澄在《除疾》篇中说，医者要全面掌握患者的情况，不但要细致地诊查病候症状，还要询问患者的个人嗜好、勘察其生活环境，对当时的疾病流行情况等也要了解清楚，从而最终查出致病原因，做出正确的诊断和治疗。褚澄在治疗上还有一个观点，即提倡用药少而精，并根据个人体质的差异来分类用药，药量根据患者体质灵活掌握：健壮肥胖之人用药可以相对多一些，而身体瘦弱的人则应该减少药量。书中还特别提出对寡妇、僧尼，"必有异乎妻妾之疗"，即诊治时对特殊群体的人必须有所区别，要考虑到其精神和心理因素的影响。

书中关于优生优育理论的记载最为详尽，阐述了适宜生育的年龄、胎儿的形成过程、生男生女的原因及遗传因素等观点。书中首次提出晚婚和优生理论，明确提出，男子虽然16岁精通，但必须30岁娶妻；女子虽然14岁天癸至，但一定要20岁才能嫁，这才是男女之合的适当年龄。这种晚婚优生的观念，在现在看来仍是比较积极的。

《褚氏遗书》最早论述了阴阳之气的发生时间、部位和循行路线。《本气》篇以一日中的不同时辰来说明阴阳之气在体内的分布流行情况，在历代医籍中尚属首见。《灵枢·营卫生会》有依据太阳运行周天数把营卫之气分为昼夜各行阴阳二十五度的论述，但也没有阴阳之气发生的时间、部位、循行路线的明确记载。

在祖国医学史上，本书最早提出了关于男女胚胎形成的理论。认为如果阴血先至，阳精后冲，那阴血散开裹住阳精便生男胎；假如阳精先入，阴血后参，阳精散开裹住阴血便得女胎；如果阴血阳精气至，则成非男非女之阴阳人；若精血散分，可成双胞胎或三胞胎。这种理论虽然源于《易经》，而见诸医籍者，当首推此书。这不仅在祖国医学史上是最早的论述，而且在世界医学史上也是最早的。

《褚氏遗书》中还对五运六气之说首次提出了一些异议。如指出人身所遭受到的寒、暑、风雨等邪气仓促多变，是很难预期的，因此，通过推演预测疾病容易导致错误。《褚氏遗书·津液》还说："咳血……饮溲溺（小便）则百不一死。"这是医籍中用小便治疗肺结核咯血的最早记载。《褚氏遗书》中提出一些养生之道，如"养耳力者常饱，养目力者常瞑，养臂指者常屈伸，养股趾者常步履"；"夏天腑脏宜冷，冬天腑脏宜温，背部手足虽夏宜温，胸包心火虽冬难热"；等等。

此外，医书中还有诸如辨证施治、预防传染病之类的论述，并提出不同于一般的寸、关、尺三部划分五脏的方法。这些对后世医学家产生了很大的影响。

（三）皇甫谧与《针灸甲乙经》

皇甫谧（约215—282年），幼名静，字士安，自号玄晏先生。安定郡朝那县，后徙居河南新安县。三国西晋时期学者、医学家、史学家，他一生以著述为业，后得风痹疾，犹手不释卷，其所著《针灸甲乙经》是中国第一部针灸学的专著。在针灸学史上，占有很高的学术地位，并被奉为"针灸鼻祖"。

《针灸甲乙经》，原名《黄帝三部针灸甲乙经》，又名《黄帝甲乙经》《黄帝三部针经》，简称《甲乙经》。原书以十天干分卷，故简称"甲乙"，成书于魏甘露年间（256—259年）。本书以《素问》《针经》和《明堂孔穴针灸治要》三书为主要依据，系统汇集了有关针灸学内容。今传本为十二卷。卷一论述人体生理功能，以及脏腑与肢体、五官的关系；卷二论述十二经脉、奇经八脉标本、根结等；卷三记载349穴的定位、主治、刺灸法等；卷四论诊法；卷五介绍针道，包括九针刺手法、针刺禁忌等；卷六论生理与病理；卷七至卷十二为治疗内、外、妇、儿等各科各病症的针灸临床治疗方法。该书辑录并整理了晋以前的针灸文献，是我国现存最早的针灸专著，受到历代本医家的重视。

（四）其他医家

1. 郭玉

东汉中医学家。郭玉年少时拜程高为师，"学方诊六征之技，阴阳不测之术"。汉和帝时（89—105年）在洛阳为太医丞，医道高明，兼重医德，病者虽贫贱，亦必尽其心力诊治，卒于官。《后汉书》有传。

2. 华佗

华佗（约145—208年），字元化，一名旉，东汉末年著名医学家。华佗与董奉、张仲景并称为"建安三神医"，行医足迹遍及安徽、河南、山东、江苏等地。他医术全面，精通内、外、妇、儿各科。华佗是中国历史上为数不多的杰出外科医生之一，发明了麻沸散，擅长开胸剖腹的外科手术。华佗创编了一种锻炼方法，叫作"五禽戏"，对祖国的医疗体育有重要贡献。《后汉书》有传。

三、早期道教的医学思想

《太平经》，又名《太平清领书》，是早期道教的一部重要典籍，是研究东汉晚期社会情况和道教历史的重要资料之一，其中蕴含着非常丰富的早期医学知识。

《太平经》原书170卷，现存明正统年间《道藏》残本。东汉顺帝时期，"琅琊宫崇诣阙，上其师干吉于曲阳泉水上所得神书百七十卷"，这就是文献所见《太平经》的最早资料。《太平经》的内容有三个部分，"一曰神道书，二曰核事文，三曰去浮华记"。"神道书"主要是指《太平经》中对奉天地、顺五行、守元气等道法的阐述，这些论述是全书的理论支柱。"核事文"主要是指对诸多事象的辨析和验定，消除世人的疑惑，是对理论的展开。

对于《太平经》的思想，《后汉书·襄楷传》中说："专以奉天地、顺五行为本，亦有兴国广嗣之术。"而《后汉书》作者范晔说："其言以阴阳五行为家，而多巫觋杂语。"葛洪在《神仙传》中说："多论阴阳否泰灾眚之事，有天道，有地道，有人道，云治国者用之，可以长生，此其旨也。"明代《道藏目录详注》中说该书："皆以修身养性，保精爱神，内则治身长生，外则治国太平，消灾治疾，无不验之者。"从中可以看出，对于《太平经》，后世多取其养身服气之法。

王明先生认为该书："汲取传统的阴阳、五行之说及黄老、神仙谶纬、方技等思想，内容庞杂，主要宗旨在于至太平。"[1]大体可以看出该书吸纳了先秦以来的道家、儒家、阴阳家、术数家、神仙家、医家和谶纬等学说。

（一）生命观

《太平经》吸收东汉时期元气为宇宙本源的思想，认为元气是宇宙中最原初的物质，天地万物都由它产生，"夫物始于元气""夫气者，所以通天地

---

1. 王明 . 太平经合校［M］. 北京：中华书局，2014.10.

万物之命也"。"……元气归留，诸谷草木蚊蚁喘息蠕动，皆含元气，飞鸟步兽，水中生亦然。"在元气说的基础上，《太平经》提出"三合相通"的生命理论，所谓三合，《太平经钞·乙部》说："元气有三名，太阳、太阴、中和。形体有三名，天、地、人。天有三名，日、月、星，北极为中生也。地有三名，为山、川、平土。人有三名，父、母、子。治有三名，君、臣、民，欲太平也。此三者常当腹心，不失殊心，使同一片，合成一家，立致太平，延年不疑矣。"最值得注意的是其阴阳中和之论，这正是其"三合相成"的关键所在。由天、地、人之三合相通，《太平经》进一步引申为人体精、气、神"三气共一"的理论，即："三气共一，为神根也。一为精，一为神，一为气。此三者共一位也，本天地人之气。神者受之于天，精者受之于地，气者受之于中和，相与共为一道。故神者乘气而行，精者居其中也。三者相助为治。故人欲寿也，乃当爱气尊神重精也。"

（二）脏腑观

"诸风掉眩，皆属于肝；诸寒收引，皆属于肾；诸气膹郁，皆属于肺；诸湿肿满，皆属于脾；诸痛痒疮，皆属于心。"《黄帝内经》这种将某一部位和器官出现的特定症状归结为五脏中某一脏的功能失调，把机体外部呈现的生理病理征象与内部脏器统一起来的五脏分证思想，在《太平经》中也有很好体现。

《三洞珠囊·救导品》引《太平经》佚文云："真人问曰：凡人何故数有病乎？神人答曰：故肝神去出，游不时还，目无明也；心神去不在，其唇清白也；肺神去不在，其鼻不通也；肾神去不在，其耳聋也；脾神去不在，令人口不知甘也；头神去不在，令人胸冥也；腹神去不在，令人腹中央甚不调、无所能化也；四肢神去，令人不能自移也。"体现了五脏分别在面部五官中的反应。

《太平经》认为：五神在内，知之短长，不可轻犯，辄有文章。小有过失，上白明堂。如《太平经钞》癸部《自占可行是与非法》云："人腹中有过，反面赤，何也？心者，五脏之主，主即王也。王主执正，有过乃白于天也。惊即面青，何也？肝者主人，人者忧也，反肝，胆为发怒，故上出青也。"这一认识与《素问·阴阳应象大论》中的肝在色为青、心在色为赤的认识是相一致的，是五脏分证在辨气色病中的运用。

（三）药品观

《太平经》中的药物记载集中在卷五十中的《草木方诀》和《生物方诀》，按照来源将药物分成草木药和生物药两大类。按照药的疗效分成"十十相应愈者""十九治愈者""十八治愈者"。同时经中还重视"和合之方"，根据疗效将其分成"一日愈方""二日方""三日方"三类，另外，特别值得注意的是文中强调，行医施药"乃救死生之术，不可不审详"，"此救死命之术，不可易事，不可不详审也"。这体现了《太平经》中谨慎用药、以人为本的医学思想。

（四）养生观

《太平经》的作者认为，形、气、神三者都是人得以存在的基础，人是形、气、神的统一。同时，形、气、神不仅是组成人的三个不可或缺的部分，而且在人体中三者之间还存在着密切的联系。"形"是人有形可见的成分，它构成人的结构基础，同时，"形"也是"气"和"神"赖以产生存在的基础。"气"是人生命活动的动力和源泉，"气"一方面由精所化生，另一方面又为"神"的产生存在提供条件。"神"是人身的主宰，负责人的全部活动的组织指挥，它对"气"和"形"都具有主导和支配作用，但同时也依赖于气和形而存在。形、气、神三者对人都是不可缺少的。在人的"形"中，"精"又是最重要的，所以《太平经》对于人的修道首先提出了"爱气、尊神、重精"的原则。其目的就是通过"爱气、尊神、重精"使人的精足、气充、神旺，以促进人体形、气、神的和谐统一，使人能健康长寿。正如《太平经》所言，人身中"三气共一，为神根也。一为精，一为神，一为气。此三者，共一位也，本天地人之气。神者受之于天，精者受之于地，气者受之于中和，相与共为一道。故神者乘气而行，精者居其中也。三者相助为治。故人欲寿者，乃当爱气尊神重精也"。

四、佛教医学的传入

（一）佛教医学概述

佛教起源于公元前6世纪至公元前5世纪古印度的迦毗罗卫国，在孔雀王朝阿育王统治时期，佛教开始向古印度之外的地区传播。佛教传入我国的时间及传播途径，在我国学者中说法不一，最为普遍的说法是在两汉之际传入我国，在《隋书·经籍志》中记载"张骞使西域，盖闻有浮屠之教。哀帝时，博士弟子秦景使伊存口授浮屠经"，从此佛法开始在中原传播。随着佛教的传入，佛经中古印度和西域诸国的文化、科技、医疗等也随之传入我国。僧人为了传播佛教，"借医弘佛"的方式也被广泛应用。原始佛教有"五明"之学，即声明，语言文字学；工巧明，工艺历算学；医方明，医学；外明，天文学；内明，佛教部派学说，其中"医方明"相当于医学学科。佛教自两汉之际传入中国后，经历了与本土文化和传统中医学的吸收、冲突、适应等过程，佛医学在这种融合与碰撞中逐渐地形成和发展，正如英国科学技术史专家李约瑟曾说："中国医学中有些东西应该归功于佛教徒的引进。"汉魏六朝是佛医学的奠基时期。佛教经典也被不断地翻译，僧人数量急剧增长，涌现出不少精通医学的得道高僧，其代表性的僧医有晋代支法存、东晋于法开、南朝僧深、北魏僧坦、梁朝慧龙道人等。该时期僧医的学术思想为确立佛医学理论和诊疗体系奠定了坚实的基础。

僧医在临床治疗疾病时，重视将佛典中医药内容与传统医学相互融合，并吸收和借鉴了传统中医学如《黄帝内经》《伤寒杂病论》等著作中的学术思想和临床经验，不断丰富和发展佛教医学体系。其佛学中的"四大说""缘起论""五蕴"等内容也在不经意中影响了中国的医家。在与印度等国的交流中，也将一些药物引入了中国，这些药物的引入大大丰富了中药的品种。正是汉魏六朝这一大的社会发展背景，奠定了佛医学的发展基础。虽然这时期的诸多著作现已亡佚，但在《高僧传》等佛教人物著作中均有相关记载。自汉魏六朝开始，佛医学开始尝试与中国传统医学相互结合，并被传统医学吸收和内化，丰富了中医学对人的生命现象和规律的认知和探索。

佛学著作主要收藏在《大藏经》中，其中蕴含着汉魏六朝时期丰富的佛医药学相关著作。《佛说柰女耆婆经》与《佛说柰女耆域因缘经》皆是东汉安世高翻译，主要讲述耆婆的身世及其学医、行医的故事，也涉及耆婆诊疗疾病的案例。并讲述了耆婆在头痛、疮疡、下利等疾病方面丰富的诊疗经验。《佛说佛医经》由竺法兰和支越共同翻译，是一本佛医学的专著，更确切地说是佛医学理论基础指导下的医学著作。书中"地火风水""四大"论述了人体的病理现象，并与四时相结合提出了相适应的四季食疗方法，这在一定程度上与传统中医的"天人合一"的观点相吻合。该著作还从佛家的角度，详尽论述了人得病的"十因缘"。《佛说咒齿经》《佛说咒目经》《佛说咒小儿经》《种种杂咒经》等则是以咒语的形式论述疾病的相关治疗。西晋时期，竺法护翻译的《正法华经》涉及不少医药内容，尤其是"药草品"中，不仅提到药物疗疾法，而且倡导针药并用，如显、良、明、安四药配合针灸补泻治疗眼盲，并以临床案例的形式进行论述。此外，在《十诵律》《大智度论》《陀罗尼杂集卷》等著作皆涉及佛医学的相关论述。这些佛教著作从疾病的病因、诊断及预防与治疗等多个方面阐明佛医学，突出了佛学在疾病认识和治疗当中所起的作用，是研究该时期佛学对医药文化影响的重要资料。

（二）僧医与僧医著作

汉魏六朝时期的僧医是尝试佛医学与传统医学相互融合的中流砥柱。僧医除翻译佛教医学著作外，还自己撰写医学著作，将古印度之"医方明"与中国传统医学相融合，对佛医典籍进行丰富和发展。这个时期产生了较多的佛医学著作，例如：支法存《申苏方》五卷，于法开《议论备豫方》一卷，释僧深《药方》十卷，檀鸾撰《论气治疗方》一卷、《调气论》卷、《疗百病杂丸方》，释道洪撰《方》一卷、《寒食散对疗》一卷、《治疾方》一册，释智斌撰《解寒食散方》二卷，释智宣撰《发背方》一卷，等等。此外，还有一些著者不明确或是佚名的著作，如《龙华方》《耆婆方》《耆婆脉经》等。并且这一时期的这些佛医学著作大多亡佚，部分在孙思邈编写的《千金要方》《千金翼方》，王焘编写的《外台秘要》及丹波康赖编写的《医心方》等著作中有收录，或是在龙门药方洞石壁等处有刊刻。

来华僧医在其所接受的西域医学的基础之上，也研习和吸收了中国本土的医学思想，如阴阳、五行等。为佛医学扎根中国及在中国传统文化的环境中实现本土化的进程埋下了伏笔。

安世高，是中国历史上第一个僧医，其本是安息国（伊朗地区古代国家）太子，后皈依佛教。汉恒帝末年来华，翻译了大量的佛教典籍。《开元释教录》中记载"东汉之末，安世高医术有名，译经传入印度之医药"，说明了其在佛医学发展史中的历史作用。安世高在医学上的贡献主要表现在对有关佛医学著作的翻译上，如《佛说奈女耆婆经》《湿室洗浴众僧经》《安般守意经》等，这些著作对中国的外科、养生保健、气功等领域有启发作用。

佛图澄，西域人，于晋代怀帝永嘉四年（310年）来华。他不仅精通佛学，而且医术上颇有造诣。据记载，图澄能治疗人莫能疗之疾，并擅长使用咒语疗法和服气自养之法。《晋书·佛图澄传》云："善诵神咒，能役使鬼物，常服气自养，能积日不食。"

鸠摩罗什，西域龟兹国人，是东晋时的著名僧医。《高僧传》记载，"什说法之暇乃寻访外道经书，善学韦陀舍多论，阴阳星算，莫不必尽，妙达吉凶，言若符契"。《晋书·艺文志》记载其著有《耆婆脉诀注》12卷，在《医心方》中收录了一条。

弗若多罗，北印度译经师。其在医学上的贡献主要表现在所译之《千诵律》中的医药专论"医药法"，该文主要是论述疾病的治疗法，这些方法在治疗手段上很丰富，有外涂法、内服法、手术疗法等，如用罗散禅涂眼治疗目痛，内服"四种含消药、酥油、蜜、石蜜"治疗"食不能饱，羸瘦少色力"，用刀割法治疗痔疮等。

（三）少林医学的萌芽

位于河南登封少室山五乳峰下的少林寺，不仅以"禅宗祖庭"名闻天下，其来源于禅法与少林武术的"禅医伤科"更是独具特色。

少林寺始建于南北朝北魏孝文帝十八年（494年）。据《续高僧传》记载，东天竺高僧跋陀（又名佛陀扇多），于北魏孝文帝太和初年（476年）到达当时北魏都城平成（今山西省大同市），因佛法高深，深受敬僧礼佛的北魏孝文帝敬重。494年，孝文帝迁都洛阳，跋陀伴驾随迁于洛阳，由于跋陀"性爱幽栖，林谷是托"，不爱庙堂，常常隐居于嵩岳少室山的密林之中，于是孝文帝尊其意愿敕建寺院一所供其清修，因寺院位于少室山下幽林之中，故称为"少林寺"。此为少林寺建寺之始，跋陀便成了少林寺的开山祖师。梁武帝天监十七年（518年），印度禅宗第二十八祖菩提达摩到达少林寺，弘传佛教大乘"空宗"学说，创立了中国禅宗。因此，少林寺成为中国佛教史上第一所禅宗道场，被尊为"禅宗祖庭"。

根据敦煌卷子《历代法宝记》记载，达摩传法以"观壁静坐"为修行方法，日久天长，僧徒们出现了肌肉筋骨衰弛倦怠、关节僵硬不利的情况。于是，达摩便依据动物攀缘的动作，编制了"达摩十八手"和"心意拳"，以增强僧徒的体质。在此基础上，后世逐渐演化出了少林武术。练功习武，难免受伤，独具特色的少林跌打伤科也应运而生。

在佛教教义因明学说中，"医方明"为"五明之一"。因此，明佛法而又兼通医术者代不乏人，这也是佛教医学，乃至"少林伤科"发源的原因之一。

魏晋南北朝时，僧侣中已有名医，晋代岭南僧医支法存善疗"脚气病"，撰有《申苏方》5卷。南朝宋齐竺潜（285—374年）著《僧深药方》30卷，或称《深师方》，但其书大部已经散佚，仅有小部分存留于《外台秘要》和《医心方》两书中，从现存内容看，其中包含不少伤科方药，如"疗从高坠下伤内蓄血方""疗堕落瘀血汤方""疗折腕伤筋骨膏方"等，这是中国佛家医学中最早记载骨折、筋伤、内伤、金疮的方书，标志着中国佛家伤科的产生。

五、魏晋时期的巫医

尽管春秋战国时期，专业医者已经出现，但迄至汉代，人们罹患疾病或面临疾疫威胁时，往往还求助于巫者，并未完全弃用巫术疗法。《晋书·韩友传》载："韩友字景先，庐江舒人也。为书生，受易于会稽伍振，善占卜，能图宅相冢，亦行京费厌胜之术。龙舒长邓林妇病积年，垂死，医巫皆息意。友为筮之，使画作野猪着卧处屏风上，一宿觉佳，于是遂差。"说明魏晋时期仍沿袭着巫者医疗治病的传统。

汉魏晋时期，民间也多以符咒压胜之术辟疾。《风俗通义》载："永建中（126—132年），京师（洛阳）大疫，云厉鬼字野重、游光。亦但流言，无指见者。其后岁岁有病，人情愁怖，复增题之，冀以脱祸。今家人织新缣，皆取着后缫二寸许，系户上，此其验也。"曹植言："建安二十二年，疠气流行，家家有僵尸之痛，室室有号泣之哀……或以为疫者，鬼神所作。……此乃阴阳失位，寒暑错时，是故生疫，而愚民悬符厌之，亦可笑也。"

六、医学传说与遗迹

（一）商城橘井与苏仙石

宋代李昉等编《太平广记》转引晋葛洪《神仙传·苏仙公》载："苏仙公者，桂阳人也，汉文帝时得道。……数岁之后，先生洒扫门庭，修饰墙宇。友人曰：'有何邀迎？'答曰：'仙侣当降。'俄顷之间，乃见天西北隅，紫云氤氲，有数十白鹤，飞翔其中，翩翩然降于苏氏之门，皆化为少年，仪形端美，如十八九岁人，怡然轻举。先生敛容逢迎，乃跪白母曰：'某受命当仙，被召有期，仪卫已至，当违色养，即便拜辞。'母子嘘唏。母曰：'汝去之后，使我如何存活？'先生曰：'明年天下疾疫，庭中井水，檐边橘树，可以代养，井水一升，橘叶一枚，可疗一人。'……来年，果有疾疫，远近悉求母疗之，皆以水及橘叶，无不愈者。……"自此以后，中医界就有了用以称赞医术高明的成语——橘井泉香。

在今河南省信阳大别山区的商城县，至今仍有一乡名"苏仙石乡"。该乡背靠大苏山，子安河穿乡而过，环境宁谧优美。在大苏山子安河边有双石对峙，当地人称为"苏仙石"，上有两脚印迹，相传此地即为苏耽羽化飞升之处。当地还流传有民谣一首："大苏山前太子尖，相传此地有神仙；仙人已乘白鹤去，留下足迹在山巅。"在距苏仙石北约400米处，还有一口千年古井，井水清澈见底，冬暖夏凉，取之不尽，古老相传即为"橘井"所在。

"橘井泉香"还有湖南郴州一说，虽众说纷纭，各有史证，但均不碍于"灵橘无根井有泉"（唐代元结《橘井》），为医林增色不少。

（二）魏华存与《黄庭经》

魏华存（252—334年）是晋代女道士，字贤安，任城（今山东济宁市）人。司徒魏舒之女，博览百家，通儒学五经，尤耽好老、庄。常静居行导引、吐纳术，服食药物，意欲独身修仙，遂其所愿。其父母不允，在她24岁时被强嫁给太保掾南阳刘文（字彦幼）。刘文任修武（今河南焦作境内）县令，魏华存随至任所，生有二子。后来别居，持斋修道多年，广搜道教神书秘籍。为了使上清派的炼修功夫深入人心，她把原来在晋武帝太康九年（288年）时接收到的《黄庭内景经》草本加以修订整理后，并予注述，撰为定本，传抄问世。魏华存卒后封为"紫虚元君"，被尊奉为道教上清派第一代宗师，世称"南岳夫人"。

魏华存定本的《黄庭内景经》简称《黄庭经》，是早期道教重要的经典之一。《黄庭经》分《太上黄庭内景玉经》《太上黄庭外景玉经》两部，以七言韵文著成。书中所谈到的人体生理，多与中医学相通，系统地提出养生理论和相应的修炼方法，成为影响中国1 000多年的道教养生修炼专著。

魏夫人祠已有1 700多年的历史，历尽了岁月沧桑。至唐代垂拱四年（688年），唐太宗李世民命尉迟敬德监造增修，易名为"紫虚元君宫"，统称"紫虚元君庙"。北宋徽宗时期,"尊儒崇道,粉饰太平",徽宗赐额"静应",又更名为"静应庙"。宋金时期扩建"静应庙",在紫虚元君宫后增建太乙真人宫。依仙位之序,太乙真人为大仙,紫虚元君为二仙,故称"二仙庙"。"二"字一指位序,二指奉两位仙人。怀川当地人习惯称紫虚元君魏华存为二仙奶奶。

宋元以来,二仙庙多次得到修缮和扩建。清康熙年间,静应庙(即二仙庙)南北长达400米,中轴线上最前面的建筑为石牌坊,其后依次为一、二、三、四道山门,每道山门均有神位。东、西两路各有殿宇,供奉各路神仙。计有宫、殿、楼、阁、台、亭、坊、廊等不同类型的建筑46座,整个静应庙有房屋390余间,庙内有参天古柏、合抱粗的松树及各种名花异草。改革开放以来,沁阳市政府把重修二仙庙作为加强文物保护的重头工作来抓,至2007年5月,一座崭新的二仙庙修葺竣工。

魏华存一生的大部分时间是在沁阳度过的。她以修炼地阳洛山为中心,在古怀庆府一带的怀川平原悬壶济世,布道度人,为当地的老百姓办了许多好事,深得百姓的爱戴。她仙逝后,人们在她当年修炼地——沁阳阳洛山支脉沐涧山为其建起"魏夫人祠"进行祭祀。1 700多年来,每逢农历三月初三,沁阳一带的老百姓就在二仙庙举行庙会,隆重纪念她。可是民间也只知道二仙奶奶,并不知道魏华存,更不知道被誉为中国"四大天书"之一的《黄庭经》即是她所著。历史界、道教界一直都认为魏华存是在江南修炼得道,而南岳衡山和江苏茅山一直戴着"上清派祖庭"的桂冠,很少注意到魏华存曾在沁阳阳洛山一带生活修炼达42年这一段历史。

历史记载,如《济宁府志》《怀庆府志》《上清经述》《茅山志》《后仙传》《衡州府志》《刘氏族谱》等文献及众多的碑刻,均对魏华存在怀川及阳洛山生活和修行有记载。在多部史志及道家著作中,如《隋志·史部·杂传类》《旧唐志·史部·杂传类》《新唐志·子部·神仙类》《宋志·神仙类》《崇文总目·道书类》《通志略·诸子类·道家》《云笈七签·卷一〇六》

《太平御览·经史图书纲目》《太平广记·卷五十八》等，皆记有魏夫人事迹。

《上清经述》云："（魏华存）自陈毕，东华青童君曰：'子少好道，真至诚密，当为紫虚之宫上真司命……我日后当更期会于阳洛山中，汝勤之矣。'"《怀庆府志·舆地志》载："沐涧山位于府城西北四十里，女贞、梧桐遍覆崖谷间，每新雨初霁，异鸟歌鸣。沐涧山下有沐涧泉，飞泉细流汇为一池，莹碧可沐，使人有遗世之想。晋魏夫人修炼于此。"

《大唐怀州河内县沐涧魏夫人祠碑铭》载："魏夫人者，晋剧阳侯任城魏阳元之女也。《本传》曰：夫人年二十四，适（嫁给）南阳刘幼彦。幼彦为修武令，善为德政，仁风惠著。时夫人随在修武之馆焉。虽魏同舍（居住于）县内，常斋于别寝。季冬之月，夜半闻空中有钟鼓茄箫之声，羽旗光耀，降夫人之静室……有四真人告夫人曰：大帝敕（命令）我来教子（您）以神真之道，注（登记）子于玉札（指仙人名单），应为紫虚元君。上真司命名山之号，封南岳夫人。后为阳洛山成真，人因为立祠。"从上述资料可知，阳洛山确为道教上清派祖师魏华存修炼得道之处。

魏华存晚年适逢天下战乱，西晋灭亡，东晋建立。当时其丈夫刘文已死，为避战乱，66岁的魏华存和长子刘璞、次子刘遐渡河越江南下。而后又与二子分开，与侍女麻姑于晋大兴年间来到南岳衡山，在集贤峰下，结草舍居住，静心修道。这就是黄庭观的来由。在南岳衡山集贤峰，黄庭观继续修行16年，于晋成帝咸和九年（334年）间，她闭目寝息，饮而不食而仙逝，享年83岁。这就是被后人尊称为"南岳魏夫人"的原因。

魏华存及她开创的道教上清派教义，在豫西北一带，流传甚广，影响很大。她创教之初，在沁阳沐涧山修行辟有起居之所。她飞仙后，从民间到官方均有为其修庙立祠的呼声。唐垂拱四年（689年），有诗人弘文馆学士路敬淳撰文，沐涧山胜果寺僧从谦书丹的《沐涧魏夫人祠碑铭》，文中载有怀州（即沁阳一带）刺史、长史、河内县令等官僚重修魏夫人祠的情况。不仅如此，沿沁河、黄河的豫西北地区的百姓，将沐涧山静应庙作为魏夫人的祖庭，在不少地方为魏夫人修建了行宫。元至正十三年（1353年），静应庙重新丈量庙田，立《界址人名碑》，碑文题名中出现了众多的行宫。涉及济源县（今济源市）、河内县（今沁阳与博爱县）、温县等许多村庄。

魏华存出生后200年，南朝梁出了一位著名道教思想家、医学家、文学家陶弘景。陶弘景（456—536年），字通明，号华阳隐居，丹阳秣陵（今南京）人。永明十年（492年），辞官隐居句曲山（茅山）。梁武帝如遇大事常往山中咨询，时称"山中宰相"。陶弘景是上清派第九代宗师，在茅山聚众布道，茅山成了上清派活动中心，陶弘景也成了上清派一代宗师。故后世称上清派为"茅山宗"，在道教史上地位显赫。可见魏华存开创的道教上清派影响之深远。

魏华存去世后，由她定本的《黄庭经》经东晋大书法家王羲之抄写而广为流传。《黄庭经》以三丹田与黄庭宫为枢纽，存思黄庭，炼养丹田，积精累气，以求长生。所谓"黄庭"是指人体中央与外界四方。外指天、地，内指人本身脑中、心中和脾中，内外相辅称"黄庭"。《黄庭经》以七言口诀方式和形象贴切的描写比喻，把人的四肢五官、五脏六腑、肌骨经络、知觉思维、阴阳五行与日月星辰诸"神"相结合，说明人只有存思炼形，积精累气，保持阴阳平衡，才能身体健康、延年益寿。上清派在炼养方法上，改变了过去符箓禁咒和烧炼金丹的做法，而为专炼人体的精、气、神以求长生久视之道。

《黄庭经》也是中国气功学的主要经典，是修炼内丹的必读书，对后世气功医学影响很大。所谓内丹，是相对于丹鼎派的烧炼丹砂、铅汞而说的，指以己身为炉灶，以自身之精气为药物，在自身中修炼，使精、气、神凝聚不散而成为"仙丹"。而《黄庭经》提出的"脾胃主黄庭之魂""漱津液五华生辉""心者五脏六腑之大主也，精神之所舍也"等观点，也无不与中医学说有共通之处。这对于我们深入研究道教和中医养生学，有着重要的学术价值。因此，魏夫人祠不仅是道教圣地，也是中医药文化的重要遗迹。

第四章

隋唐五代时期医药知识的完善

隋唐医学，上承秦汉魏晋，在以阴阳五行学说和脏腑学说为基础的本土医学之上，广泛地吸收了外来医药文化精华，使中医药理论体系日趋丰富完整，不仅在中医发展的历史上具有重要的地位，也是盛唐雄浑壮阔气象的体现。隋唐医学临床分科日渐精细，专科书籍大量涌现。特别在中医基本理论，如症状的鉴别、病源的追寻、病因的分析、病机的探讨等方面开辟了新思路，为后世宋金元时期中医理论的重大突破奠定了基础。

隋唐帝王对医药方书的编纂，也对当时医药技术的发展起到了推动作用，据《隋书》《旧唐书》《新唐书》记载，隋炀帝杨广编有《四海类聚方》2 600卷，《四海类聚单方》300卷，唐高宗李治编有《本草药图》20卷、《图经》7卷，唐玄宗李隆基编有《开元广济方》5卷、《天宝神验药方》1卷，唐德宗李适编有《贞元集要广利方》5卷。

以唐诗为代表的我国古典诗歌，经过两汉魏晋的酝酿，在唐代散发出巨大的魅力，出现了"诗之盛于唐也"（《诗薮》）的盛大景象。《全唐诗》共900卷，收录唐代诗歌47 900余首，作者2 100余人。其中涉及疾病题材的诗歌有1 800余首[1]，形成了广泛的疾病的文学表达，也进一步表现出文人知医、医儒汇通的趋势。

一、医政与教育

隋唐沿袭了南北朝设置太医署，隶太常寺，负责医学教育工作。设令、丞、医监与医正，太医令为主管官员，《隋书·百官志》载："令二人，从七品下，丞二人，从八品下，医监四人，从八品下，医正八人，从九品下。"太医署除负责医学、教育及本署行政事务外，还兼有一定的对官人、外国使节的医疗事务，并肩负一定的全国流行性疾病的诊疗与预防。

皇室医疗由尚药局管理，《旧唐书·职官志三》记载："奉御二人，正五

1.于格.唐代涉病诗研究［D］.郑州：郑州大学，2019.

品下。直长四人，正七品上。书吏四人。侍御医四人，从六品上。主药十二人，药童三十人。司医四人，正八品下。医佐八人，正八品下。按摩师四人，咒禁师四人，合口脂匠四人，掌固四人。"主要职能是为皇帝及王公大臣提供诊疗服务，属于皇家医疗机构。尚药局还相应有编写医药著作的任务，如《新修本草》《开元广济方》的编写。

翰林待诏医官、翰林医官最早载于唐德宗李适时期："贞元八年（792年）八月，令待御医、尚药、直长、药藏郎，并留授翰林医官。"这为后来宋代设置翰林医官院，开展相关校书工作奠定了基础。

唐代有关地方医药机构及医官的记载有："医学博士一人，从九品上，掌疗民疾；贞观三年，置医学，有医药博士及学生；开元元年，改医药博士为医学博士，诸州置助教，写《本草》《百一集验方》藏之，未几，医学博士、学生皆省，僻州少医药者如故；二十七年，复置医学生，掌州境巡疗；永泰元年，复置医学博士，三都、都督府、上州、中州各有助教一人，三都学生二十人，都督府、上州二十人，中州、下州十人。"（《新唐书·百官志》）医学博士为从九品，负责平民的疾病诊疗工作，以及地方上医学教育。地方药物管理，由功曹、司功参军掌管，按照规定，每年要对各州府出产的药材进行采集、储备，以备使用。《旧唐书》记载中央军事机关中设有功曹，负责军队医药行政，医学生、助教和医学博士也兼任部队中的医疗卫生工作。在《通典》中有记载，每个营寨中设有"检校病儿官"。其后，唐太宗设立折冲府，每府设有禁咒、药童、太医和针灸人员，出现了专职军医的萌芽。

五代时期，政权更迭频繁，各朝行政制度多沿袭隋唐旧制而略加变化，例如：后唐明宗长兴二年（931年），设病囚院，后为两宋所沿袭。后唐末帝清泰年间（934—936年），在诸道设置翰林医官。

隋唐五代时，太医署为中央最高医学教育机构，医学教育明确区分为医学、药学两大类。医科教学具体分为四科：医、按摩、禁咒、针科。教学内容：一是基础课程，二是专业理论，采用分科教学。针科为从唐代开始设立的专业学科，在规模上仅次于医科，教授针生以经络、穴位、针法。唐代医学生选拔参照国子监选拔制度，入学后分为月考、季考、年考，分别由医博士、太医令或太医丞、太常丞负责。药科教育设府、史、主药、药童、药园师、药园生、章固诸职，"府"为行政长官。"史"负责行政文书，"章固"相当于司库。"药园师"负责栽培和采集，并指导药园生学习辨认药物性状，"药园生"则为学生。

唐代州郡虽设有地方医疗机构，但从出土的隋唐墓志来看，地方州县的医疗资源远不及统治中心所在的关中、河洛地区。如以下数方墓志：

《中书令逍遥公（韦嗣立）墓志铭》："春秋六十，遘疾陈郡，还医洛师。"（《全唐文》）

《唐故太子左赞善大夫太原王府君夫人荥阳郑氏合祔墓志铭》："（夫人）素有风毒疾，临丧过哀，疾由是甚。……乃就医于洛阳。"（《全唐文补遗·千唐志斋新藏专辑》）

《唐故朝议郎行陕州硖石县令侯公墓志铭》："（大和）九年夏，自硖石移疾于洛阳。"（《全唐文补遗》）

《给事中文公墓志铭》："大历初……征拜谏议大夫，迁给事中。移疾请告，就医于洛阳。"（《全唐文》）

《唐故陆浑县令裴府君墓志铭》："日染寒暑之恙……数月间，加之绵笃。遂洛，请卜寻医。"（《唐代墓志汇编续集》）

《唐故荥阳郑夫人权厝墓志铭》："不逾句朔，四体不安，旧染口疮，又重发动。太夫人将领入洛寻医，医巫少效。"（《唐代墓志汇编续集》）

二、药物产地与药物流通

唐代药物流通的方式有两种：一是地方州郡的土贡，二是各市肆的贩卖。

"土贡"一词，出于"禹别九州，随山濬川，任土作贡"（《尚书·禹贡》），后演化为一种赋役制度。"土贡"虽未必是州郡本地所产，却可以了解唐代中原地区药物流通情况与"道地药材"概念的变化。列表如下：

唐代河南药物"土贡"表

出处 州府	《千金方》	《大唐六典》	《元和郡县图志》		《新唐书》
	高宗	开元二十五年	开元	元和	长庆
河南府	秦椒				枸杞　黄精 酸枣
郑州	秦椒	麻黄	麻黄	麻黄	
申州	白芨				
光州	生石斛	生石斛	生石斛		石斛
陕州	栝楼 柏子仁	栝楼根 柏子仁	柏子仁 栝楼		栝楼 柏实
虢州	茯苓　茯神 桔梗　桑寄生 细辛　栝楼	地骨皮	天门冬 地骨皮		地骨皮
豫州	吴茱萸				
怀州	牛膝	牛膝	牛膝	牛膝	牛膝
相州	知母	胡粉	胡粉　知母		知母　胡粉
唐州	鹿茸				
邓州	射干　柑橘花 栀子花　杜荆子				茅菊

《唐六典·两京诸市》载："（隋）东市曰都会，西市曰利人；东都东市曰丰都，南市曰大同，北市曰通远；皇朝因之……"所谓"市"，即今之商业区，"其内一百二十行，三千余肆，四壁有四百余店，货贿山积。"（《元河南志》），可见当时商业的繁华。

《太平广记》记载："大梁逆旅中有客，不知所从来，恒卖皂荚百茎于市。"开封，隋代称大梁，唐代称汴州，属河南道。说明汴州在隋代就存在药肆。洛阳龙门石窟药方洞南上方的香行佛龛题记，记载了永昌元年（689年）北市香行名录，其中有胡商安僧达、史玄策、康惠登、何难迪等，更多的是汉族商人。《唐故处士张公从古墓志之铭并序》云："公讳从古，字从古，南阳人也。张氏之先，名业功勋，贵盛之事，人尽知之且非此能累述之。其三代隐名遁世于降台翼邑，皆不事不禄焉。公性沉静，好药术乐山水。于天坛学道，得绝粒休粮龙虎还转服饵之术。游洞穴止居嵩岳数年。公以膝下之养，丹霞不可充甘旨，遂却归寰宇，隐于都市。托药肆粥术，非为酒直，实缘供侍，亦假此而救人济世。公乃谘迎尊亲搬运孤孀，携挈甥娃就养东洛。"《太平广记·昆仑奴》则记载了胡商在洛阳市卖药的情况："后十余年崔家有人，见磨勒卖药于洛阳市。"这些资料都表明洛阳药行的普遍。《太平广记》也记载了开封的药肆。鲁人赵瑜累举不第，因于岱庙求死获药方："卖药于夷门市，饵其药者病无不愈，获利甚多。"

三、龙门药方

龙门石窟开凿始于北魏孝文帝迁都洛阳（493年）前后，后来，历经东西魏、北齐，到隋唐至宋等朝代又连续大规模营造400余年之久。密布于伊水东、西两山的峭壁上，南北长达1公里，现存窟龛2 345个，以宾阳洞、古阳洞、奉先寺最为有名，佛塔70余座，造像10万余尊，其中最大的佛像卢舍那大佛高达17.14米，而最小的佛像仅有2厘米。另有造像题记和碑刻2 680余品，其中"龙门二十品"是魏碑书法精华，褚遂良所书的《伊阙佛龛之碑》则是初唐楷书艺术的典范。龙门石窟以其悠久的历史、丰富的石刻造像、众多的碑刻书法作品而被历代文人学者所瞩目，但在龙门众多的石龛石窟佛教造像中，却有一个最为特别的洞窟，它并不是以造像、题记、碑刻闻名，引人瞩目的却是镌刻在洞内石壁上3 000字的药方，这就是龙门石窟有名的药方洞。

药方洞位于龙门西山窟群崖壁上，南距最早洞窟——北魏孝文帝太和年间开凿的古阳洞10米左右；北临武周奉先寺，距离有15米左右。药方洞洞窟分为前庭与主室。前庭现无顶部，进深2.75米，宽约5米，窟门宽1.9米，门券进深0.62~0.65米。主室为穹隆顶，宽3.7米，进深4.4米，高4.1米左右。主室正壁雕有一佛、二弟子、二菩萨。佛座下雕有熏炉与两只护法狮子。窟顶穹隆正中雕莲花一朵,莲花四角各雕一身伎乐天或供养天人。南壁正中开一大龛,内壁侧面布满小龛。窟门圆拱形,原有门槛,宽0.27米,高0.22米,多残。门外两侧各雕一束莲柱。门楣呈火焰状,上雕二侏儒与神龟,二者共同托起一通大碑,碑身两侧各有一身向下飞舞的飞天。门外南、北两侧各雕一身力士。前庭南、北两壁也布满小石龛。1989年10月,为保护石窟免受雨淋,在前庭新建石质庑殿式门楼一座。

关于药方的刻制年代及刻制者,由于窟内并无明确的题记记载,故而历来说法不一,概括起来不外北齐、唐代、北齐至唐三种见解。

药方洞南北石壁现存药方140首,文字完整的65首,部分残缺的42首,残缺过甚的33首,治疗病名40余例。药物治疗方117首,灸法治疗方23首,可治疗疟疾、狂言乱言、呕吐反胃、发背、漆疮、上气咳嗽、腹满、心痛、消渴、遍身生疮、五痔、疔疮、反花疮、金疮、瘰疮、恶刺、上气唾脓血、胸癣、失音不语、皴裂、瘟疫、恶痣、黄疸、腹部痞坚、遍身红肿、小便不通、五淋、霍乱、赤白痢疾、鱼骨鲠喉、呕哕、癫狂、噎嗝、喉痒、疮瘢等近40种疾病,涉及内科、外科、儿科、妇科、肿瘤科等科目。

在这140首方中,除23首

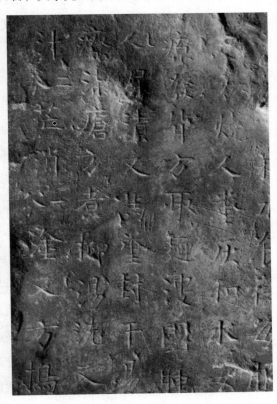

龙门方碑刻

灸法治疗方之外，用药多以单方为主。在140首方中，除了一部分残缺过甚的药物治疗方和灸法治疗方外，其余87首药物治疗方中，用1种药物的43首，2种药物的29首，3种药物的10首，4种以上药物的5首。用1~2种药物的药物治疗方，占石刻药物治疗方的83%以上。

石刻药方在制剂方法上有丸、散、膏、汤等。例如，散剂是用植物皮或根做成粉末，或将动物烧成灰末等，在灸法治疗方面，有的配合药物，有的配合针刺，有的灸、药、针三者并用还外加熏、洗。

药方洞所刻药方涉及药物150多种，所用药物多源于植物、动物和矿物。例如，植物有柳枝、柳叶、漆姑草、韭、桑白皮、杨树枝、麻油、桂心、丁香、槐白皮、黄瓜根、桃枝叶、马齿苋、栗、地蒿、杏仁、椒、姜、葱、桃仁、大黄、小豆、木瓜、绿豆、枣、米、漆树、竹沥、蜀漆末、苍耳、黄连、当归、巴豆等。动物有猬皮灰、猪肉、猪脂、文蛤灰、鲤鱼鳞、水獭骨、羊乳、鸡尾、矢鸟尾、猪胆，以及人、马、羊、鳝、牛、驴、燕等。矿物有芒硝、青黛、钟乳、盐、石灰、硫黄、雄黄、矾、赤石脂等。甚至包括日常生活用品，如热塘灰、酒、酱、生油、醋、腊、渔网等。

从龙门石刻药方的药物组成及运用方法可以看出，龙门方充分体现了可谓简、便、廉、验的特色。一曰"简"，是指药方中单用一两味药物者居多。例如，疗消渴方：顿服乌麻油五升。又方：古屋上瓦打碎一斗五升，水二斗，煮四五沸，服。又方：黄瓜根、黄连等份捣末，蜜和丸，如梧子，食后服十丸，以瘥为度。二曰"便""廉"，是指药方中用药多可信手拈来，取用方便。如动物粪、尿，草木灰，灶心土。例如，疗发背发乳方：取面溲，围肿四畔，令童子七人尿渍。又：马粪封，干易，妇人发乳亦差。三曰"效"。正如近代著名医学家丁甘仁云："龙门古验方其治效经试，十皆有九神验。"

龙门石刻方又可以说是一部中医临床治疗方法的百科全书。其"燕粪酒闻方"系运用鼻搐法治疗疟疾的独特方法："取用燕粪一合末，取方寸匕，候发日平旦，和酒半碗搅，令患人两手捧碗，当鼻下取气，勿饮，神良。"其疗小便不通方："以葱叶小头去尖，纳小行孔中，口吹令通，通讫，良验，立下。"葱管内空而质地柔软且形体挺直，既能导入尿道，又不会损伤尿道，葱汁气味辛香，又有一定的杀菌作用。此导尿术与孙思邈《千金要方》中记述葱管导尿方基本符合。然此龙门石刻方要早于《千金要方》一个世纪。

更值得称道的是，药方洞所刻药方已在唐代传入日本，为日本医家所尊崇。日本圆融天皇永观二年（984年），日本古代医学家丹波康赖在其编著的《医心方》一书中，就收录了龙门石刻药方95首，并将其专门称之为"龙门方"。近代日本学者水野清一和长广敏雄在民国时期前来龙门石窟考证，后整理成《龙门石窟的研究》一书。

四、名医与著作

（一）甄权

甄权约生于南朝梁大同七年（541年），卒于唐朝贞观十七年（643年），许州扶沟（今河南扶沟县）人。因母病而与弟立言发奋学医，攻读医方，成为当代名医，尤长于针灸术。撰有《针经钞》3卷、《脉经》1卷、《针方》1卷、《明堂人形图》卷、《脉诀赋》1卷。据《旧唐书·甄权传》载，甄权针术高明。《旧唐书》载有其针灸疗疾一例：隋鲁州刺史库狄嵌苦风患，手不得引弓，诸医莫能疗。权谓曰："但将弓箭向垛，一针可以射矣。"针其肩髃一穴，应时即射。《续名医类案·咽喉门》亦载有此类一针见奇效的例子：李袭兴称武德中出镇潞州，许人甄权以新撰《明堂》示予，时有刺史成君绰，忽腮颔肿大如升，喉中闭塞，水粒不下三日矣。予屈权救之，针其右手次指之端，如食顷，气息即通，明日饮啖如故。贞观年间，甄权奉命修订"明堂"，校订图经，对针灸经络腧穴的名称及定位实施全面的修整。为保证质量，他集思广益，反复考证，其云："人有七尺之躯，脏腑包其内，皮肤络其外，非有圣智，孰能辨之者乎！吾十有八而志学于医，今年过百岁，研综经方，推究孔穴，所疑更多矣。窃闻寻古人伊尹《汤液》，依用炎农本草；扁鹊针灸，一准黄帝雷公。问难殷勤，对扬周密。去圣久远，愚人无知，道听途说，多有穿凿，起自胸臆，至如王遗乌御之法，单行浅近，虽得其效偶然，即谓神妙。且事不师古，远涉必泥。夫欲行针者，必准轩辕正经；用药者，须依《神农本草》。自余《名医别录》，益多误耳。余退以《甲乙》校秦承祖图，有旁庭脏会等一十九穴，按六百四十九穴有目无名，其角孙景风一十七穴，《三部针经》具存焉，然其图缺漏。仍有四十九穴，上下倒错，前后易处，不合本经。所谓失之毫厘，差之千里也。至如石门、关元二穴，在带脉下相去寸之间，针关元主妇人无子，针石门则终身绝嗣。神庭一穴在于额上，刺之主发狂，灸之则愈癫疾。其道幽隐，岂可轻侮之哉？人诚知惜命，罕通经方，抄写方书，专委下吏，承误即录，纰缪转多。近智之徒，不见正本，逢为经钞。以此而言可为深诫。今所述针灸孔穴，一依甄公明堂图为定，学者可细详之。"（《千金翼方·取孔穴法》）此次腧穴整理，实际上是针灸史上第一次由政府组织的有明确记载的腧穴整理工作，也是继《针灸甲乙经》后对腧穴学的又一次历史性的总结。甄权不但医术高超，且精通养生之道，年逾百岁而犹有壮容。"贞观十七年，权年一百三岁，太宗幸其家，视其饮食，访以药性，因授朝散大夫，赐几杖衣服。"（《旧唐书·甄权传》）

（二）甄立言

甄立言，甄权之弟，生于南朝梁大同十一年（545年），卒于唐贞观年间（627—649年）。许州扶沟人也。唐武德年间（618—626年）升太常丞，与兄甄权同以医术享誉当时。立言医术娴熟，精通本草，善治寄生虫病。著有《本草音义》7卷（见《隋志》）、《本草药性》3卷（见《旧唐志》）、《本草集录》2卷（见《隋志》）、《古今录验方》50卷（见《旧唐书》）。

《外台秘要》中所引录《古今录验方》"消渴小便至甜"的记载是我国有关糖尿病的最早记载。据目前的资料来看，对消渴病患者尿甜现象记载最早的医生是甄立言，甄立言所著的《古今录验方》虽然已佚，但其有关消渴病的论述要点可见于《外台秘要》，转载甄立言关于消渴病尿甜的论述"渴而饮水多，小便数，有脂，似麸片甜者，皆是消渴也"，又指出"每发即小便至甜"，是迄今世界上最早有关消渴病患者小便发甜的记载，使消渴病诊断取得了突破性进展。

《古今录验方》包括四季补益和妇人八瘕等证，方论20首及外感热病、内伤杂病、妇人、小儿、皮外、五官以及服食、养性、房中、骨伤等证方千余首，十二经脉针灸孔穴主治证665条。其资料上自先秦，下至唐代，具有很高的医史文献研究和临床实用价值。

甄立言与少府孙思邈、承务郎司马德逸、太医令谢季卿等，校定《图经》。其擅长本草学，尤其擅长诊治寄生虫病，治疗多有奇效。

由于南北朝时期长期战乱，再加之印刷术尚未发明，书籍全赖手抄，汉字书写的不易，古代手抄本的难得，致使医学著作因战乱而大量散失。至唐初仅有《灵枢》之残卷、《素问》之部分篇章，及从医必读而得以保存的《伤寒论》。这三部书即为隋唐医学理论之基础，而《伤寒论》又因其为一部含有初步辨证论治思想的融理、法、方、药于一体的方书，故对隋唐医家影响更深。《古今录验方》正是在此条件下成书的，因而本书受《伤寒论》影响较深，但作者没有一味地继承，而是在《伤寒论》的基础上进行了发挥，使其更适应临床的需要。《古今录验方》正是在不背离仲景治疗原则的前提下，随患者的感邪轻重、体质强弱的不同，对《伤寒论》所载方剂进行变通，如《古今录验方》中的"疗伤寒发热、身疼痛"的解肌汤，方用："葛根四两，麻黄去节三两，茯苓三两，牡蛎二两熬，上四味切，以水八升，煮取三升，分三服，徐徐服之，得汗通则止。"由原文可知，此方适用于外感风寒较重者。由此可见，《古今录验方》是在仲景治疗大法指导下，"遵于古方，而又不泥于古方"，将仲景的辨证思想灵活地运用于临床实践中。

（三）司马承祯

司马承祯，字子微，法号道隐，河内温（今河南温县）人。生于唐太宗贞观二十年（646年），死于唐玄宗开元二十三年（735年）。据其弟子卫阰撰

《唐王屋山中岩台正一先生庙竭》："祖晟，仕隋为亲侍大都督。父仁最，唐襄滑二州长史。少好学，年二十一入道：事潘师正，居嵩山，传其符录及辟谷、导引、服饵之术。师正特赏异之，谓之曰：'我自陶隐居传《上清法》至汝四世矣。'"陶隐居即南朝道士陶弘景，陶传"上清经法"于王远和，王授潘师正，潘授司马承祯，故司马承祯为陶弘景的四传弟子。

司马承祯不仅精于养生理论，而且还躬行践履，道行很深，时人谓其"得道"，高于陶都水（陶弘景）。传说开元中，他与文靖天师赴长生殿千秋节齐直，"中夜行道毕，隔云屏各就枕。斯须，忽闻小儿诵经声，玲玲如金玉响。天师乃褰裳蹑步而窥之，见承祯额上有小日，如钱，光耀一席。逼而听之，乃承祯脑中之声也。天师退谓其传曰：'《黄庭经》云：泥丸九真皆有房，方圆寸处此中。又云：左神公子发神语，先生之谓"。承祯于开元二十三年（735年）六月十八日卒，享年89岁。葬于王屋山西北之松台。赠银青光禄大夫，谥"贞一先生"，玄宗亲制碑文以志之。有弟子70余人，以李含光最为著名。

司马承祯著述甚丰。其主要著作有《修真秘旨》12篇，《修真秘旨事目历》1卷，《坐忘论》1卷，《修生养气诀》1卷，《服气精义论》1卷，《采服松叶等法》1卷，《洞玄灵宝五岳名山朝仪经》1卷，《上清天地官府图经》2卷，《登真系》，《天隐子》8篇，《太上升玄经注》《太上升玄消灾护命妙经颂》1卷，《上清侍帝晨桐柏真人真图赞》1卷，《上清含象剑鉴图》1卷，《道体论》1卷，《素琴传》1卷，等等。此外，司马承祯还写有若干碑记、疏文之类的东西。其中，《坐忘论》和《天隐子》是司马承祯两部代表性的养生学著作。《坐忘论》是讨论长生久视之道的，在浩如烟海的道教典籍中，它可以说是一部经典的养生学名著。

在司马承祯之前，道教人物大都看重炼丹服食，讲求神仙方药，道教理论的奠基人葛洪及著名道教学者陶弘景也不例外。然而，炼丹服食，往往非但不能益寿，反使人中毒身亡。司马承祯鉴于这种情况，故有意识地抛弃对外丹方术的进一步探求，而注重宁静去欲、得道长生。这是他不同于以往养生理论的一个重要的特异之处。他在《坐忘论·自序》中明确指出："夫人之所贵者，生；生之所贵者，道。人之有道，如鱼之有水。"鱼离不开水，人之生命离不开道。"道与生相守，生与道相保，二者不相离，然后乃长久。言长久者，得道之质也。"人之生命是否能长久，关键在于能否保持道与生之相守相系，关键在于能否"得道之质"。因此，他提出一条重要的养生原则，即"慎勿失道""慎勿失生"，而"勿失道"则是"勿失生"的根本保证。

（四）孟诜

孟诜，唐代药物学家、养生家。生于武德四年（621年），卒于开元初年（713年）。汝州梁（今河南汝州市）人。自幼喜好医药方术，上元元年（674年）结识名医孙思邈，并以师礼事之，深受影响，精于食疗和养生术。他穷搜民间所传、医家所创，加以己见，集食药于一书，撰成唐代较全面的食疗专著。

《食疗本草》是孟诜于武周长安年间（701—704年）撰成，张鼎于开元年间（713—741年）增补。据《嘉祐本草》所引该书原为孟诜编撰的《补养方》，后经其弟子张鼎补订，因以食物药治病为主，故改名为《食疗本草》。

因《食疗本草》（3卷），原书早佚，实际载药数难以考寻。据《嘉祐本草》云："《食疗本草》，唐同州刺史孟诜撰，张鼎补其不足者八十九种，并旧为二百二十条，凡三卷。"以此推测，该书至少收载食治药物227种，其中孟诜原著载药138种。该书主要论述食治药物的性味、功用、药用原则、用法、宜忌、鉴别及部分食物的加工储藏方法。作为古代著名的食疗专著，主要成就是：①总结并丰富了食治药物。《食疗本草》残卷收载的26种食治药物，如木瓜、葡萄、冬瓜、藕等，来自《神农本草经》名医别录《千金要方》《新修本草》。该书还载有前代本草书未收录的食治药物，如菠菜、绿豆、荞麦等。②强调因人、因时、因地制宜的食治原则。如论"芋"曰："十月以后收之，曝干，冬蒸服则不发病，余外不可服。"论"梨"曰："性寒，金疮及

《食疗本草》残卷（局部）

孕妇不可食，大忌。"③重视食治药物宜忌。论"鲤鱼"曰："腹中有宿瘕不可食，害人。又，天行病后不可食，再发即死。"④重视动物脏器药用的价值。《食疗本草》应用动物脏器者60余处，如以驴骨煮作汤，浴渍身，治历节风；羊骨、麋骨除治虚劳。还主张"以脏养脏"，如肾主补肾、肚主补胃病虚损等。

第五章

宋代时期河南医学的繁荣

公元960年，后周大将赵匡胤发动"陈桥兵变"，建立了北宋王朝。陈寅恪先生曾对这个朝代做出了这样的评论："华夏民族之文化，历数千载之演进，造极于赵宋之世。"（陈寅恪《金明馆丛稿二编》）天水赵宋一朝，实行"重文教，轻武事"（《续资治通鉴长编》卷十八）的政策，相传宋太祖赵匡胤更有晓谕后世子孙"不得杀士大夫及上书言事人"的遗言，宋太宗则有志"以文化成天下"。加之宋代由商业、手工业，乃至海外贸易所形成的经济高度繁荣，为宋代文化的繁荣奠定了基础。现代史学家邓广铭先生也说："两宋期内的物质文明和精神文明所达到的高度，在中国整个封建社会历史时期之内，可以说是空前绝后的。"（邓广铭《谈谈有关宋史研究的几个问题》）

宋代文化的高度繁荣，不仅表现在文学、史学、哲学等文化领域名家的不断涌现，如欧阳修、司马光、周敦颐、程颐、程颢、苏轼等，而且表现在两宋政府对医学基础与医学制度建设的重视，如医籍的整理刊行、本草与方书的修订、中央及地方医官制度的完善等。在北宋政府一系列政策的影响下，北宋士大夫也出现了重医的倾向，儒学、医学逐渐融合，出现了后世"儒医"的萌芽。北宋的自由学风也造成学术流派的兴起，在医学上直接表现为后世"金元四大家"的兴起。

一、宋代的医学诏令

医学诏令的发布，一方面是国家政务治理的需要，另一方面也间接反映出宋代帝王对医学的重视，皆对宋代医学的发展起到了巨大推动作用。

诏令，古代皇帝命令的统称。凡诰、诏、玺书、敕、策命、诏旨、诏板、诏制、诏命、诏敕、诏记、诏书、诏格、诏策等皆属于诏令的范围[1]。

宋代诏令，主要汇集在《宋大诏令集》一书中，书中按照文体形式与命令内容，划分为：圣旨、御札、德音、敕、批答、口宣、诏、诫诏、手诏、表、

1.颜品忠，颜吾芟，等.中华文化制度辞典［M］.北京：中国国际广播出版社，1998.

敕制、榜、敕榜等。此外，宋代行政命令还有令、赐、颁、除、迁、黜等文体，这些文体都是依据命令内容所划分的不同文体。宋代医学文献中，最常见的有诏、手诏、敕等。诏，朝廷内外大事，如赐五品官以上，奖谕、诫谕、抚谕等。如宋太祖开宝四年《访医术优长者诏》。手诏，皇帝直接下达的文书名，多为回批重臣奏事或皇帝特别留意的事情。如熙宁十年《选差医学三人赴桂州手诏》。敕，是经由中书门下（北宋中央机构）发布的命令。如政和三年，宋徽宗"敕建学之初，务欲广得儒医"。两宋时期，诏令具有法律效力，多由政府颁布，与《宋刑统》《淳熙条法事类》《庆元条法事类》等法律文书具有同等约束性质，《宋大诏令集》卷一百五十载："国家开创以来，诏令所下，年祀寝久，科条实繁。爰命有司，重定厥要，去其重复，分以部门，著为定规，允协中典。宜下颁诸路，与律、令、格、式、《刑统》同行。"

据中国科学院自然科学史研究所韩毅先生研究，两宋时期，政府共颁布了800多条与医学有关的诏令，其中北宋太祖发布24次，宋太宗发布41次，宋真宗发布60次，宋仁宗发布110次，宋英宗发布7次，宋神宗发布94次，宋哲宗发布28次，宋徽宗发布171次，宋钦宗不详；南宋高宗发布106次，宋孝宗发布86次，宋光宗发布9次，宋宁宗发布79次，宋理宗发布15次，宋度宗发布5次，宋恭宗发布2次，宋端宗不详，宋末帝发布1次。[1]

李经纬先生撰有《北宋皇帝医药卫生政令记事年表》，见附录。

二、文献的整理与刊行

（一）典籍的搜集与校勘

"五代之后，简编残缺，散落殆尽，建隆（宋太祖年号）之初，三馆聚书（史馆、昭文馆、集贤院），才仅万卷。"（《宋大诏令集·求遗书诏》）为"勤求古道，启迪化源"（《宋会要辑稿·崇儒》），北宋政府开展了大规模

1. 韩毅 . 宋代医学诏令及其对宋代医学的影响［J］. 中医文献杂志，2008.1.

的书籍搜集工作。

宋初收集文献的主要方式是保存割据政权图籍，如乾德元年（963年）平荆南，宋太祖即诏有司："尽收其图书以实三馆。三年，平蜀，遣右拾遗孙逢吉往收其图籍，凡得书万三千余卷。"开宝九年（976年）平江南，太祖"遣太子洗马吕龟祥就金陵籍其图书，得二万余卷，悉送史馆"。太平兴国四年（979年）平太原，宋太宗"命左赞善大夫雷德源入城点检书籍图画"。

除保存割据政权的图书外，北宋政府还采取官员搜访、民间献纳并给予奖励的办法搜求民间图书。如太平兴国二年（977年），"诏诸州搜访先贤笔迹、图书以献"。太宗太平兴国六年（981年），下诏"诸州士庶家有藏医书者，许送官。愿诣阙者，令乘传，县给衣食，第其卷数，优赐钱帛。及二百卷以上者与出身；已仕官者，增其秩"。宋真宗咸平四年（1001年），规定"应中外士庶有收得三馆所少之书籍，每纳到一卷，给千钱"。经过不断搜集，到宋仁宗景祐元年（1034年），编辑《崇文总目》时，已有图书45类，30 669卷。宋室南迁后，随着局势的稳定，宋高宗遂于绍兴元年（1131年）重建秘书省，着手搜求缺佚书籍，如绍兴三年（1133年），"诏四方求遗书以实三馆，果得异书且应时用则酬以厚赏"。

赵宋君主在搜集图书文献的同时，也屡次下诏专门搜求医籍。如太平兴国六年（981年），宋太宗特下诏专门征求医书。太平兴国六年（981年）十二月癸酉太宗下达"访求医书诏"，其诏文曰："太医之方，以十全为上；神农之药，有三品之差。历代之议论实繁，生人之性命攸系，比令编纂，多所缺遗，宜行购募之文，用申康济之意，宜令诸路转运司，遍指挥所管州府，应士庶家有前代医书，并许诣阙进纳，及二百卷以上者，无出身予出身，已任职官者亦予迁转，不及二百卷优给缗钱偿之，有诣阙进医书者，并许乘传，仍县次续食。"（《宋大诏令集·访求医书诏》）自宋太宗确定了广泛征集天下医书的政策之后，后世的许多皇帝都遵从此道。徽宗政和四年（1114年）八月三十日，下诏"令天下应有奇方善术，许申纳本州，逐州缴进以闻……差曾孝忠就提举入内医官所编类御前所降方书，差文臣米肱、刘植充检阅官，候逐路进到奇方善术，并送本部编集，俟书成进呈，仍以政和圣济经为名，下国子监刊印颁行"（《宋大诏令集·求方书药法御笔》）。这种广泛征集医药书籍的政策，贯穿宋一代，也为宋代医学取得巨大成就奠定了基础。仅就医书一项，据《宋史·艺文志》载，医药书籍已达509部，医学类文献114种、3 327卷，这比《新唐书·艺文志》收载的唐代医药书籍120部，医学文献30种、689卷数量大大增加[1]。

（二）医籍的校勘整理

典籍的大量汇集，也对宋代中央政府提出了全新的问题——书籍的校勘整理。从太宗淳化五年（994年）至仁宗景祐二年（1035年），官方先后组织学者校理了《史记》、《汉书》、九经三传等经史书籍，而其中又对《史记》《汉书》《论语》《孝经》《尔雅》等进行了反复校勘。仁宗景祐元年（1034年），命"翰林学士张观，知制诰李淑、宋祁看详馆阁所藏正副本书，定其存废，删去伪谬重复，补写差漏；令翰林学士王尧臣、馆阁校勘欧阳修等仿唐《开元四部录》体例进行编目"，历时7年多，编成《崇文总目》（66卷），著录经、史、子、集四部，共45类，30 669卷，其中子部20类。宋徽宗政和七年（1117年），编成《秘书总目》，收书55 923卷。

宋代校书有固定的程式，今见于《南宋馆阁录·卷三·储藏》载"校雠式"："诸字有误者，以雌黄涂讫，别书；或多字，以雌黄涂之；少者，于字侧添入，或字侧不容注者，即用朱圈，仍于本行上下空纸上标写；倒置，于两字间书乙字。诸语点断处，以侧为正。其有人名、地名、物名等合细分者，即于中间细点。点发诸字，本处注释有音者，即以朱抹出，仍点发。其无音而别经传子史音同有可参照者，亦行点发……点有差误，却行改正，即以雌黄盖朱点，应黄点处并不为点。点校讫，每册末各书'臣某校正'。所校书，每校一

1.蔡永敏，李玉华.宋代文化与中医古籍整理研究［J］.中华医史杂志，1999，29（4）.

部了毕，即旋申尚书省。"

宋太祖开宝六年（973年），赵匡胤诏令"尚药奉御刘翰道士、马志、翰林医官翟煦、张素、王从蕴、吴复圭、王光祐、陈昭遇、安自良等九人详校诸本。……撰《开宝详定本草》"。且校订完成后，宋太祖又命翰林学士、中书舍人李昉，户部员外郎、知制诰王祐，左司员外郎、知制诰扈蒙详加以审核上呈，太祖"御制序，镂版于国子监"，首开宋代历朝重视校正、修订药典和医书的先河。其后，宋太宗太平兴国六年（981年），"诏翰林学士贾黄中等在崇文院编录医书"。宋仁宗天圣五年（1027年）大臣张知白上奏"古方书虽存，率多舛谬，又天下学医者不得尽见"，于是仁宗命医官院重新校定《黄帝内经·素问》《难经》《病源论》等古方书，并诏国子监摹印颁行，以改变"世无良医，故夭横者众，甚可悼也"的惨痛局面。自太祖开宝至仁宗天圣年间，虽然校书工作不断进行，但该时期的校正工作多属临时性质，却也为大规模地开展校定医书工作积累了经验。

南宋校书比不上北宋校正医书局的规模，但仍在继续。如政和八年（1118年），礼制局奉诏校《黄帝内经》。此前，政和二年（1112年）和六年（1116年），曾命卢昶校《太医局方》，曹孝忠校《圣济经》。绍兴二十九年（1159年），命检阅校勘官兼太医局教授高绍功等三人校《政和本草》。

（三）校正医书局的设置

宋代地方州县医药书籍的缺失，是北宋校勘医籍的重要动因。《外台秘要方·札子》中说："宋皇祐三年五月二十六日，内降札子，臣寮上言，臣昨南方州军，连年疾疫瘴疠，其尤甚处，一州有死十余万人。此虽天令差舛，致此扎瘥，亦缘医工谬妄，就增其疾。臣细曾询问诸州，皆阙医书习读，除《素问》《病源》外，余皆传习伪书舛本，故所学浅俚，诖误病者。……，仍令秘阁简《外台秘要》三两本，送国子监，见校勘医书官，仔细校勘。"

于是，宋仁宗嘉祐二年（1057年），参知政事韩琦上奏称："医书如《灵枢》《太素》《甲乙经》《广济》《千金》《外台秘要》之类，本多讹舛，《神农本草》虽开宝中尝命官校定，然其编载尚有所遗，请择知医书儒臣与太医参定颁行。"仁宗深以为是，于是下令在编修院设置校正医书局，专门负责校定古代医书。

韩琦担任校正医书局首任提举，韩琦之后又有范镇、钱象等人先后接替此职。局内主要负责管理校正、整理工作的有掌禹锡、林亿、张洞、苏颂四人，此外又先后有秦宗古、朱有章、孙兆、孙奇、高保衡、陈检、单骧等医官参与具体的校正工作。在这些校定医籍的大臣中，大部分都是儒医兼通之士，如林亿"熙宁间为光禄卿直秘阁，同高保衡校正内经，医名大著"。（《古今医统大全》）高保衡既是熙宁间国子博士，又为太医。苏颂，更是"经史九流百家之说，以至图纬、律吕、星官、算经、山经、本草，无所不晓"（《宋史》）。严谨的学者，必然带来严谨的工作作风，在这批学者的带动下，医书局的校正工作更是做到了"一言去取，必有稽考"（进《素问》表），单就《素问》一书即"正谬误者六千余字，增注义者二千余条"。

（四）校正医书的方法

（1）课定日程，逐级复校。《玉海·祥符校馆阁群书》说："凡校勘官校毕，送覆校，覆校毕，送主判馆阁官详校。复命两制充覆点检，皆有课程，以考勤堕。点校讫，每册末各书臣某校正。"[1]这种点校方式，可以从现存医籍所附点校官署名看出。

（2）广搜众本，补遗纠谬。林亿等《校定备急千金要方序》："臣等术谢多通，职专典校，于是请内府之秘书，探道藏之别录，公私众本，搜访几遍，得以正其讹谬，补其遗佚。文之重复者削之，事之不伦者绪之。编次类聚，期月功至。纲领虽有所立，文义犹或疑阻，是用端本以正末，如《素问》《九墟》《灵枢》《甲乙》《太素》《巢源》，诸家本草，前古脉书，《金匮玉函》、《肘后备急》、谢士秦《删繁方》、刘涓子《鬼遗论》之类，事关所

1.陈骙.南宋馆阁录［M］.北京：中华书局，1988.

出，无不研核，尚有所阙，而又沂流以讨源，如《五鉴经》《千金翼》《崔氏纂要》《延年秘录》《正元广利》《外台秘要》《兵部手集》《梦得传信》之类，凡所泒别，无不考理，互相质正，反复稽参。然后遗文疑义，焕然悉明，书虽是旧，用之惟新，可以济函灵。"所载书目，可以说涉及经、史、子、集诸部。

（3）撰写序言，说明体例。林亿等人校书，非仅仅是补其讹脱、整齐旧本，在各书所附奉进表或后序中，林亿等往往对医书的流传、价值、缺陷也做出了较为中肯的评价，这对后世理解原书的主旨起到了巨大作用。如《校正千金翼方后序》言道："孙氏撰《千金方》其中风疮痈可谓精至，而伤寒一门，皆以汤散膏丸类聚成篇，疑未得其详矣。又著《千金翼》三十卷，辨论方法，见于千金者十五六，惟伤寒谓大医汤药虽行百无一效，乃专取仲景之论，以太阳方证比类相附，三阴三阳宜忌霍乱发汗吐下后阴易劳复病为十六篇，分上下两卷，亦一时之新意。此于千金为辅翼之深者也。"分别指出了《千金要方》与《千金翼方》在体例与内容上的差异与互补性。又如对王叔和《脉经》一书，林乙等指出"其书……若网在纲，有条而不紊，使人占外以知内，视死而别生，为至详悉，咸可按用……盖其为书，一本《黄帝内经》，间有疏略未尽处，而又辅以扁鹊、仲景、元化之法，自余奇怪异端不经之说，一切不取"，分别说明了《脉经》一书的学术来源、组织体例，以及实用性。

（五）校正书目及校勘人员

诸书校勘编撰成书年代及镂版刊行年代表，见下表。

书名 ＼ 校刊年代	校（编）成书年代	初刻年代
《嘉祐补注本草》	嘉祐二年始校编，至五年校编成（1057—1060 年）	嘉祐六年十二月（1061 年 1 月）
《本草图经》	嘉祐三年始校绘，至六年校绘成（1058—1061 年）	嘉祐七年十二月（1062 年 1 月）
《素问》	未详，当嘉祐、治平年间	未详，当嘉祐、治平年间

续表

校刊年代 书名	校（编）成书年代	初刻年代
《甲乙经》	熙宁二年（1069 年）	熙宁二年（1069 年）
《千金方》及 《千金翼方》	治平三年（1066 年）	治平三年（1066 年）
《外台秘要》	皇祐三年始校，治平四年校成 （1051—1067 年）	熙宁二年（1069 年）
《脉经》	熙宁元年（1068 年）	熙宁二年（1069 年）
《伤寒论》	治平二年（1065 年）	治平二年（1065 年）
《金匮玉函经》	治平三年（1066 年）	治平三年（1066 年）
《金匮要略方论》	未详，当比《金匮玉函经》稍后	未详，当比《金匮玉函经》稍后

校正医术局成员及各自与编撰校定诸书情况表，万芳《关于宋代校正医书局的考察》。

书名 成员	《嘉祐补注本草》	《本草图经》	《素问》	《甲乙经》	《脉经》	《伤寒论》	《外台秘要》	《千金方》及《翼》	《金匮要略方论》	《金匮玉函经》
掌禹锡	△									
林亿	△		△	△	△	△		△	△	△
张洞	△									
苏颂	△	△								
陈检	△									
秦宗古	△									
朱有章	△									
孙兆			△				△			
孙奇			△	△	△	△		△	△	△
高保衡	△		△	△	△			△	△	△
钱象先								△		
范镇					△					

（六）校正医书局影响

校正医书局自宋仁宗嘉祐二年设立以来，先后校订了《素问》《甲乙经》《脉经》《伤寒论》《千金要方》《千金翼方》《外台秘要》《金匮要略方论》《金匮玉函经》等11部经典医籍，此外，校正医书局又对前代的《神农本草经》加以增补，先后修成《图经本草》和《嘉祐补注本草》。并且这次校定完后的医书均由中央政府指定国子监镂版刊刻，颁发各路、州、县，听民买取，一时之间，举国翕然，医学大兴，"天下皆知学古方书"。

北宋政府校正医书局的成立是我国古代医政史上的一个重大举措，它运用政府力量，网罗优秀的专业人才，由政府提供人力、物力等保障，成功地对历代流传下来的古医籍进行了一次系统全面、专业严谨的校定。校正医书局的设立，不仅确立了医学典籍的"定本"，为保存医典做出了重大贡献，促进了宋代医学教育的发展，也为后世医学的发展奠定了坚实的基础，产生了深刻的影响。正如清代学者蒋超伯在《南漘楛语》中所言，宋室南迁后，"其老师宿学之在北方者，悉为金有。叠起大家，聊摄则成无己，河间则刘完素，易州则张洁古，考城则张子和，东垣老人李杲，尤卓卓驾乎诸家之上。非金源高手独多，皆天水九朝讲究熏陶之泽也"。

三、医药机构的设置

（一）中央医疗机构——翰林医官院

北宋初沿袭后周官制设太医署，负责医疗事务和医学教育，宋仁宗庆历四年（1044年）更名为太医局，负责医学教育，而医疗行政管理职能由翰林医官院负责。南宋时期，翰林医官局仍然设立，称为行在翰林医官局。翰林医官院设有翰林医官使、翰林医官副使、直翰林医官院、翰林医官、翰林医学和翰林祗候。翰林医官院的人员组成，在宋仁宗宝元二年（1039年）为84人，嘉祐二年（1057年）增加62人，为146人。翰林医官院的主要职能为"……掌供奉医药及承诏视疗众疾之事"（《宋会要辑稿》职官三六之九七），也即供奉皇家医药。另外，翰林医官院也接受皇帝派遣为臣僚、兵民诊疗疾病，并承担部分医学生教学任务。庆历四年（1044年）三月二十五日，宋仁宗发布诏令，"国子监于翰林医官院选能讲说医书三五人为医师，于武成王庙讲说《素问》《难经》等文字，召京城习学生徒听学"，以提高在京医学生的诊疗技术。

（二）专属医疗机构——尚药局与御药院

尚药局始设于汉代，宋代沿袭唐制，也设置尚药局，但前期尚药局有职无员，并非实质性机构。宋徽宗崇宁二年（1103年），下诏全面恢复殿中省六尚局，诏令规定"尚药局掌供御药、和剂、诊候之事"，尚药局得以恢复。共有相关人员89人，主要负责管理地方州县进献的珍贵药材。

御药院最初设置于太宗至道三年（997年）。主要职责是合和御药，供奉禁中。南宋时期，仍置干办御药院、御药院祗候以及御药院典事、药童、封题学生和书写崇奉祖宗表词待诏等。

（三）地方慈善机构——安济坊、福田院、居养院、养济院

安济坊，是北宋政府建立的专门针对社会贫困人员的医疗机构，始建立于宋徽宗崇宁元年（1102年）。《宋会要辑稿》："徽宗崇宁元年八月二十日，诏置安济坊。"正式在诸路、州、县创建安济坊。北宋政府对安济坊有明确的监管制度。《宋会要辑稿》食货六八记载："其安济坊医者，人给手历，以书所治疗痊失，岁终考会人数以为殿最，仍立定赏罚条格。或他司奉行不谨，致德泽不能下究，外路委提举常平司，京畿委提点刑狱司，常切检察，外路仍兼许他司分巡，皆得受诉，都城内仍许御史台纠劾。"南宋建立之后，安济坊在南宋初年仍然设置，但很快被养济院所代替。

福田院，宋政府在京师设立的收养城内老、疾、孤、幼、乞丐之人的专门机构，也是北宋初年唯一兼具医疗和救济性质的慈善机构。宋初至嘉祐八年（1063年）前，宋政府在东京开封置东、西二福田院，收养幼老废疾之人，

但规模较小。嘉祐八年（1063年）十二月庚寅，宋英宗发布诏令，建立京师南、北福田院。至此，福田院共设置东、西、南、北四所，分居开封四隅。

居养院，是北宋政府在福田院之外，建立的又一个兼具收养鳏寡孤独和诊疗贫疾患者的慈善机构。设立于宋徽宗崇宁元年（1102年）九月，崇宁五年（1106年）得到全面推广。南宋时期，继续推行居养制度。建炎元年（1127年）六月十三日，宋高宗赦："京师物价未平，致鳏寡孤独不能自存之人艰食，除开封府依法居养外，令留守司检察如法居养。如钱物不足，具合用数申留守司支降。"

养济院，是南宋时期政府设立的兼具医疗救治和社会救济功能的综合性救济机构。初设立于绍兴元年（1131年），绍兴六年（1136年）宋高宗诏："令临安府自今月十一日为始，依年例养济施行。"养济院成为南宋政府收留和医治流移病患的主要机构。绍兴十四年（1144年）十二月三日，户部员外郎边知白奏："伏观陛下惠恤穷民，院有养济、给药，惟恐失所。岁所存活，不可数计。"高宗谕旨："此乃仁政所先，可令临安府先次措置申尚书省，行下诸路州军，一体施行。"（《宋会要辑稿》食货六十）绍兴十四年以后，养济院逐步在各地推广。其中较有代表性的养济院有临安府（今杭州）养济院、建康府（今南京）养济院、隆兴府（今南昌）养济院、和州府（今安徽）养济院等。

（四）特殊医疗机构——病囚院、保寿粹和馆、慈幼局

病囚院，于宋真宗咸平四年（1001年）设置，专为囚犯诊疗疾病。据《宋会要辑稿》记载，于宋真宗咸平四年（1001年）二月，淮南路黄州知州王禹偁奏："病囚院每有患时疾者，交相浸染，或致死亡。请自今持杖劫贼、徒流以上，有疾即于病牢将治。"

保寿粹和馆，政和四年（1114年）七月四日，宋徽宗发布诏令，在宫城西北隅建立保寿粹和馆，专门负责治疗宫内役使人员疾病。宣和七年（1125年）保寿粹和馆废止。

慈幼局，社会弃婴收养机构。崇宁三年（1104年），宋徽宗"诏建慈幼局"，凡"遗弃小儿，雇人乳养，仍听官观、寺院养为童行"者，悉为收养。南宋理宗淳祐九年（1249年）下诏："给官田五百亩，命临安府创慈幼局，收养道路遗弃出生婴儿，仍置药局疗贫民疾病。"正式在杭州重建慈幼局。宝祐四年（1256年），宋政府发布诏令，要求"天下诸州建慈幼局"。

（五）药事管理机构——惠民局、和剂局

惠民局，是宋政府建立的药品经营专门机构，隶属于尚书省太府寺。宋初至熙宁九年（1076年）称为熟药库、合药所、卖药所。熙宁九年（1076年）后至政和四年（1114年）前称合卖药所。政和四年后更名为医药惠民局。南宋绍兴二十一年（1151年）更名为太平惠民局。

熙宁九年，宋神宗诏："罢熟药库合药所，其应御前诸处取索表散药等，及所减人吏，并隶合卖药所。本所仍改入太医局，以光禄寺丞程公孙、三班奉职朱道济管勾合卖太医局药。"裁撤了宋初设置的熟药库、合药所、卖药所，设立合卖药所，又称太医局熟药所。崇宁二年（1103年），宋徽宗诏设卖药所与修合药所，将制药和售药分别管理。政和四年，宋徽宗采纳尚书省上奏，合并各药所为医药惠民局，修合所为医药和剂局。南宋仿北宋之制，于绍兴六年（1136年）在杭州建立太医局熟药所，绍兴十八年（1148年），宋高宗谕旨"熟药所依在京改作太平惠民局"，绍兴二十一年，"诏诸州置惠民局，官给医书"。同年闰四月二日，宋高宗诏"诸路常平司行下会府州军，将熟药所并改作太平惠民局"，下令将地方诸路、州、府、军的熟药所全部更名为太平惠民局。此后至宋亡，太平惠民局未再改名。

和剂局，主要职责是配方制药，供惠民局销售，隶属于尚书省所属之太府寺。崇宁二年，宋徽宗诏建修合药所，为和剂局的前身。政和四年，"改两修合所为医药和剂局"。南宋绍兴六年，宋高宗"置行在和剂局，给卖熟药用"。宋孝宗年间，改行在和剂局为惠民和剂局。

两局的增设，促成宋代方剂名著《太平惠民和剂局方》的成书。该书源

于太医局熟药所的"配方手册"，元丰年间（1078—1085年）诏"天下高手医，各以得效秘方进，下太医局验试，以方制药鬻之，仍摹本传于世"，太医局将其刊印出版称为《太医局方》。大观年间（1107—1110年），陈承、陈师文、裴宗元等人奉敕进行了《太医局方》的校正增刊，修订后命名为《和剂局方》。此后，政和年间校订删补一次。绍兴二十一年，改名为《太平惠民和剂局方》。《太平惠民和剂局方》初步统一了中成药的制药流程，规范了中药炮制方法和中成药剂型。

四、本草学的成就

（一）宋代本草学的特点

1. 药物基原的考证

药物品类众多，不同产地药物的药性有所差异，基于此，嘉祐年间，北宋政府在宋初修订本草的基础上，组织开展了又一次全国性的药物普查工作。调查范围涉及所辖各路、府、州、军，令各地"……仔细辨认根、茎、苗、叶、花、实，形色大小，并虫鱼、鸟兽、玉石等堪入药者，逐件画图，并一一开说着花结实、收采时月、所用功效"。海外输入药物则"……即令询问榷场市舶客商，亦依次供析，并取逐味各一二两，或一二枚，封角，因入京人差赍，送当所投纳，以凭照证，画成本草图"。

2. 药物引种的发展

药物种植发展很早，如《唐本草·穹藭》载："出秦州。其人间种者，形块大，重实多脂润；山中采者瘦细，味苦辛。"宋代药物栽培在方式上更加进步，药材种植也成为粮食收益的有效补充。苏颂《本草图经》云：薯蓣（山药），近都人种之，极有息。宋代大面积种植药物的地区首先是四川。北宋哲宗、徽宗时候的杨天惠，曾记录了绵州彰明县（今四川省江油市）种植附子的情况。据其所撰《附子记》所载，四川彰明县共有20乡，其中赤水、廉水、会昌、昌明四乡种植附子，四乡共有田520顷，其中附子种植面积达20%，共

104顷，产量16万斤以上。

3. 药性理论的创新

宋代政府曾多次修本草，私人本草著作也有很多，"概而言之，宋代为陶弘景以来传统本草得以完善的时代，其顶峰是《证类本草》。这些宋本草的共同特征是：模仿《新修本草》，采用给旧本草增加新注和新药的形式。随着印刷术的发展，得以迅速普及"。¹ 医家不复注意药物的自然属性，同时出于阐发《伤寒论》立方之法的目的，转而注重符合《内经》和《伤寒论》理论的药理药性研究。"仁宗朝以后进行的古医书校勘和普及，使医学界面貌一新。医学从此向着取代以往的经验性治方，确立以《素问》和《伤寒论》为基础的理论性治方的方向发展。本草内容也因之得以改变，药理研究比起源问题更受到重视，寇宗奭的研究中即包含这一萌芽。此后不久，就发展为金元的药理说。"²

4. 香药的大规模引进

香药是指气味芳香且兼具治病与防病功效的一类药物。唐代以前，主要用于熏洗或佩戴，较少作为药物应用，唐代随着对外交流的开展，中东地区的胡椒、丁香、荜茇、乳香等大量进入中国，香药逐渐为医家所关注及应用。在宋代，香药大规模进口，如"建炎四年，泉州抽买乳香等一十三等，八万六千七百八十斤有奇"（《宋史·食货志》），而应用范围则拓展到内、外、妇、儿各科，如《伤寒总病论》中"肉豆蔻汤"，《圣济总录》中"乳香丸""乳香散""安息香丸"，《集验背疽方》中"五香连翘汤"，《产育宝庆集》中"沉香桃胶散"，《小儿卫生总微论》中"麝香丸"，《三因极一证方论》卷十六一记载"通神膏"等。

1.（日）冈西为人，中国本草史的历史展望［G］.杜石然，魏小明，译，日本学者研究中国史论著选译第10辑，北京：中华书局，1992.

2.（日）冈西为人，中国本草史的历史展望［G］.杜石然，魏小明，等译，日本学者研究中国史论著选译第10辑，北京：中华书局，1992.

（二）本草著作

唐代本草著作以《新修本草》为中心，通行近300余年，到宋太祖开宝年间，才开始另一阶段的进步。就本草而言，从宋太祖开宝六年（973年）到徽宗政和六年（1116年），140余年间，连续增订7次之多。记述药品种类，从唐代《新修本草》的840种增加到《证类本草》的1 740种，数量增加一倍之多。

1.《开宝新详定本草》与《开宝重定本草》

开宝六年（973年），宋太祖诏"尚药奉御刘翰、道士马志、翰林医官翟煦、张素、王从蕴、吴复圭、王光祐、陈昭遇、安自良等九人，详校诸本，仍取陈藏器拾遗诸书相参，颇有刊正别名及增益品"，编定《开宝新详定本草》20卷。宋太祖为其御制序镂版于国子监。开宝七年（974年），宋太祖为确保编纂医书的准确性和科学性，又诏"以新定本草所释药类或有未允，又命刘翰、马志等重详定，颇有增损，仍命翰林学士李昉、知制诰王祐、扈蒙等重看详，凡神农所说，以白字别之，名医所传，即以黑字"，命名为《开宝重定本草》，"凡《神农本经》三百六十种，《名医录》一百八十二种，唐本先附一百一十四种，有名无用一百九十四种，翰等又参订新附一百三十三种"，新旧药合983种，并目录21卷，广颁天下。《开宝新详定本草》与《开宝重定本草》虽是前后校定的两部书稿，实际刊行的只有后来的一部，简称《开宝本草》，成为宋初的药典。

2.《嘉祐补注本草》

《开宝本草》行世后80余年，宋仁宗嘉祐二年设置校正医书所，以校刊古医书。首先着手的，就是增订《神农本草经》。编辑人员为太常少卿直集贤院掌禹锡，职方员外郎秘阁校理林亿，殿中丞秘阁校理张洞，殿中丞秘阁校理苏颂等。掌禹锡等就编纂方针有所进言曰："本草旧经中，注载述药性功状，甚多疏略不备处。已将诸家本草及书史中应系该说药晶功状者，摭拾补注，渐有次第。"此项修订工作完成于嘉祐五年（1060年），嘉祐六年（1061年）

十二月刊成。宋仁宗命名为《嘉祐补注神农本草》。这部书是以《开宝本草》及《蜀本草》为蓝本，并引用民间本草著作，如《食疗本草》《本草拾遗》《药性论》《四声本草》《食性本草》《日华子诸家本草》等书的部分资料，增加新药100种，连同开宝本草之984种，共记载1 084种。

3.《图经本草》

这部书与《嘉祐补注神农本草》是相辅而行的，成书于嘉祐八年（1062年），苏颂撰。载药用动、植物的写生图及说明。但就大体而言，唐代新修本草的图经散失不传，现在重新绘成，为后世药图之准绳，乃是一大进步。这部书的原本已经失传，但转载于《经史证类大观本草》之中，由此间接传于后世。

4.《经史证类大观本草》

宋哲宗元符元年至徽宗大观元年（1098—1107年），唐慎微在《嘉祐本草》所收旧药1 084种的基础上，增加品种类660种，合计1 744种，共成31卷，名为《经史证类备急本草》，只成稿本，并未刊行于世。大观二年（1108年），翰林学士孙觌、医官艾晟校勘唐慎微《经史证类备急本草》，并综合陈承《重广补注神农本草并图经》，取陈承自注44条加入本书之中，刊行于世，名曰《经史证类大观本草》，流传至今。

5.《本草衍义》

本书由寇宗奭撰，20卷，分序例和药物两大部分。序例3卷、药物17卷，分别相当于总论部分和各论部分。该书药物部分共17卷，载药470种，按玉石、草、木、兽禽、虫鱼、果、菜、米谷等分类。据统计：玉石部，载药69种；草部，载药74种；木部，载药80种；兽禽，载药15种；虫鱼，载药62种；果部，载药34种；菜部，载药31种；米部，载药23种。分别从药物产地、形态、采收、鉴别、炮制、制剂、性味、功效、主治、禁忌等各个方面论述，特别是在药物鉴别、药理探讨上，纠正了前人的许多谬误，对后世药学发展影响最为深远，实用价值很大。

五、方书的编纂

宋代是中医方书大发展的时期，官刊方书卷帙庞大，资料丰富，个人方书则多为实践总结，分科精细，用药经专。方剂配伍规律研究日渐受到重视，方剂理论日益丰富，组方注重君、臣、佐、使，强调药物性味、病情虚实的相合。

《太平圣惠方》，北宋政府官修的大型方书，医官王怀隐等编著，广泛收集宋以前方书和当时民间验方，集体编著而成。书中内容包括：诊法、用药、脏腑证治、伤寒、时气、热病、风病、劳瘵五官诸病、解诸毒、头发诸病、内科杂病、外科诸病、妇产诸病、小儿诸病、服食丹药、食治补益和针灸。每证之前，均先列巢元方《诸病源候论》的有关论述，其后详列处方和各种疗法。这部书保存了两汉迄于隋唐间的许多名方，同时也通过引用的方式保存了许多已佚书的主要内容。书成后，宋太宗亲为之序，颁行全国。

《圣济总录》是北宋政和年间编定的又一部方书。《圣济总录》的性质和《太平圣惠方》相同，但篇帙更大，内容包括运气、用药及治法、风痹寒暍、疟等外感诸病，脏腑诸病，内科杂病，五官及咽喉诸病等共200卷，收录医方近万首，每门之前有论述，下分若干病症。所载病症分理、法、方、药、炮炙、服法、禁忌等项论述。《圣济总录》中专设"食治门"，共有3卷，涉及病症29种，均为常见病，其食疗方简便而实用，是继孟诜暨殷《食疗本草》后又一部重要的食疗学著作，在中医食疗学的发展历程中影响深远。

《太平惠民和剂局方》，源于大观年间医官陈承、裴宗元、陈师文等所编校的《和剂局方》，该书系官药局制剂的汇编，书共5卷，分21门，收297方。公元1184年，宋高宗改"药局"为"太平惠民局"，并对《和剂局方》进行增补，于公元1151年经许洪校订后定名为《太平惠民和剂局方》，并颁布全国。此为世界最早的国家药局方之一。此时全书已达10卷，附《用药指南》卷，分诸风、伤寒、痰饮、诸虚等门，每方之后除详列主治证和药物外，对药物炮炙法和药剂修制法也有详细说明。

六、医学教育

医书医药，关乎民命，赵宋一朝在吸取历代医学制度优点的基础上，先后建立完善了从中央到地方完备的医学教育体系，对推动医学的发展也展现出高度的重视。宋代在继承隋唐医学教育体制和经验的基础上，又进行了一些改革创新，专设太医局负责医学教育，翰林医官院负责医药卫生行政工作。

宋代开国之初，承唐制，设立了太医署，隶属于太常寺，后改设太医局。

太医局的教学人员多选自翰林医官院。这些人员代表了医学最高水平，他们掌握了大量医学知识、积累了很多临床实践经验，教学水平很高，此时的专业划分更加合理。宋代医学教育建立初期，仅仅是讲授《素问》《难经》，嘉祐五年（1060年）四月二十六日，宋仁宗采纳太常寺的建议，将太医局医学教育分为九科，分别为：大方脉科、小方脉科、风科、产科、眼科、疮肿科、口齿咽喉科、金镞兼伤折科和金镞兼书禁科。神宗熙宁、元丰年间，医学教育仍分九科，但适当做了调整，将折伤与疮肿科合并，单列出针兼灸科，体现了对针灸学的重视。入学考试方面，不同科别的考试科目及录取标准有所不同。《素问》等经典著作作为共同考试科目，从嘉祐五年（1060年）起，增加《神农本草经》作为考试内容。此外，宋代政府要求医学生必须轮流医治太学、律学、武学和各营将士的疾病，并且在发放的印纸上认真记录诊治经过和结果，同时为了让医学生能够准确辨别药物，了解药性。太医局在京城郊建立了药园，作为学生的药物实习基地，方便开展药学课程。宋代这种理论与实践相结合的教学方式，对于提高医学生的整体素质和实际操作能力有极大的促进作用。

地方上没有开展医学教育，设置的医学博士、助教等职务主要负责地方上的医政事务。宋仁宗嘉祐六年（1061年），各道、府、州、军吸收本地的医生，仿照太医局设立地方医学；神宗时，在原道州府的基础上，将医学教育推广到县级；元丰六年（1083年）还限定了地方上医生的数额和学习的课程内容。政和年间，北宋政府在各路设立"提举学事司"，成为地方医学的专门管理机构，统领各路及州县医生的贡选、医学考试、医学经费使用工作和监督地方医学教官的选举等诸多事务。

七、医家与医著

（一）《伤寒类证》

作者宋云功，生平不详，《伤寒类证·序》云："时大定癸未九月望日河内宋云公述。"当为河南焦作地区人，大致生活在南北宋之交。全书3卷，共14 000余字。

系宋云功根据《伤寒论》证候，以证为纲，附以兼证、脉象及治病方剂，以图表形式刊刻，达纲举目张，言简意赅之功。全书分门别类，得49门，又将无法分类者列为一门，共50门，484法。卷上为辨呕吐门第一（二十八法）、头痛门第二（九法）、头汗门第三（五法）、头眩门第四（四法）、目门第五（三法）、衄血门第六（二法）、口门第七（六法）、白胎门第八（一法）、身疼门第九（十四法）、自汗门第十（三十四法）、恶风门第十一（八法）、恶寒门第十二（二十法）、发热门第十三（三十四法）、寒热门第十四（十法）、潮热门第十五（十法）；卷中为厥门第十六（二十法）、喘门第十七（十一法）、咳门第十八（四法）、渴门第十九（十九法）、咽痛门第二十（三法）、项强门第二十一（七法）、胸满门第二十二（十二法）、结胸门第二十三（四法）、心下痞门第二十四（十三法）、心下满痛门第二十五（七法）、心下悸门第二十六（五法）、胁满痛门第二十七（二法）、腹满门第二十八（十三法）、腹痛门第二十九（七法）、少腹满门第三十（三法）、下利门第三十一（二十五法）、下利脓血门第三十二（二法）、大便硬门第三十三（七法）、大便难门第三十四（二法）、不大便门第三十五（七法）、小便不利门第三十六（十三法）、小便难门第三十七（二法）、小便数门第三十八（二法）、小便自利门第三十九（九法）、小便清门第四十（十二法）；卷下为冒门第四十一（二法）、烦门第四十二（三十二法）、躁烦门第四十三（七法）、发狂门第四十四（四法）、心中懊憹门第四十五（五法）、发黄门第四十六（七法）、不得眠门第四十七（五法）、身瞤门第四十八（一法）、哕噫门第四十九（三法）、杂门类第五十（二十四法）。宋云功的这种编类及刊刻方法，既便于医者临床运用《伤寒论》诊疗疾病时的检索，又便于初学者对《伤寒论》条文的理解、归纳、对比和记忆。

（二）《伤寒补亡论》

作者郭雍（1095—1187年），字子和，号白云先生，宋代洛阳人，曾隐居峡州（今湖北省宜昌市东南），对《伤寒论》的研讨造诣较深，于1181年著成《伤寒补亡论》（一作《仲景伤寒补亡论》）20卷。分为64门类，首列35问为概论，二、三两卷全录《脉经》"辨脉法""平脉法"二篇，四至七卷先自叙"六经统论"，继以"六经证治"，皆系仲景原论，其间有论无方者，则补以庞安时常器之说，郭氏为之校补于后，八至十二卷录汗、吐、下、温、灸、刺及用水、用火等法，十三至十五卷，叙两感、阴阳易、病后劳复等20余证治。十六卷原缺。十七、十八卷，叙痉湿等诸证。该书从文献分析、补亡、拾遗的角度研究《伤寒论》，是补佚著作中的杰出代表。郭雍采撷《内经》《难经》《脉经》《千金要方》《外台秘要》《肘后方》《诸病源候论》《类证活人书》《伤寒总病论》等书及宋代医家常器之、王仲弓等诸说，补充了《伤寒论》一书的理论不足，强调"经络为先，证脉为次"。认为经络为外邪内传的主要途径，六经统辖伤寒诸经的受病、传变、愈与不愈，是反映病象征象的枢机，更是伤寒辨证施治的依据。并提出"伤寒看外证为多，未诊先问，最为有准"，"传经则以脉证辨之"，"伤寒之疾，其来甚暴，尚为易见。故问外证，切寸口，足以知病之所在"。强调了参详外证，结合脉象的诊断方法。

（三）《铜人腧穴针灸图经》

王惟一（约987—1067年）著，一名惟德，宋代著名针灸学家，河南许昌人。

北宋初年，经过五代十国的战乱，明堂图等针灸著作散佚不全，且图形描绘及文字叙述在一定程度上存在脱漏与讹误。于是，"平民受弊而莫赎，庸医承误而不思"（《铜人腧穴针灸图经·序》），甚至出现了皇帝近臣得不到及时治疗而丧命的情况。有鉴于此，公元1023年，宋仁宗颁布诏书，"命百工以修政令，敕太医以谨方技"，任命王惟一为主持，对针灸学著作重新进行校对整理。王惟一系统地总结了古代针灸学的成就与不足，又进一步考察了经络走向、腧穴位置、腧穴主治、施针方法等内容，并按人形绘制人体正面、背面、侧面图，撰成了《铜人腧穴针灸图经》3卷。

《铜人腧穴针灸图经》最重要的贡献在于厘定经穴与骨度尺寸，《铜人腧穴针灸图经》在《针灸甲乙经》所载349个腧穴的基础上，新增膏肓、厥阴俞、青灵3组双穴和灵台、腰阳关两个单穴，共计354穴，其中双穴303个、单穴51个，并采用腧穴十四经分类法，将354穴分别归入相应十四经中，将腧穴分类进行了系统化。《铜人腧穴针灸图经》曰："凡度周身孔穴远近分寸，以男左女右，取中指内纹为一寸，《素问》云同身寸是也。又多用绳度量孔穴，绳多出缩，取穴不准，今以薄竹点量分寸，疗病准的。"在此，《铜人腧穴针灸图经》以中指同身寸法为取穴法，并明确指出以"中指内纹为一寸"，即《太平圣惠方》中"手中指第二节内度两横纹相去一寸"，同时，指出绳有伸缩性，用以折量取穴不准，故规定用薄竹片折量取穴。这样，《铜人腧穴针灸图经》将中指同身寸法及折量取穴辅助工具都做了明确的规定。

（四）《济世全生指迷方》

作者王贶，字子亨，考城（今河南兰考）人。为当时名医宋毅叔之婿，宣和中官至朝请大夫。《济世全生指迷方》约成书于宋宣和七年（1125年），原书3卷。明以后散佚，清修《四库全书》时自《永乐大典》中辑出，析为4卷，分21门，按类编次。卷一论脉法，首为脉论，次述脉法，凡三部九候、五脏六腑、诊诸病证脉之常规与变化，卷二至卷四论寒证、热证、风湿、瘟病、痹证、劳伤等20种内科及妇科病症，分别说明病象，论其病源，每证之下，列方遣药，别其疑似，全书共载方剂180余首。

（五）《儒门事亲》

作者张从正，字子和，号戴人。金代睢州考城（今河南兰考县人），约生于金海陵王正隆元年（1156年），卒于哀宗正大五年（1228年），享年72岁。其书命名为《儒门事亲》，是因为"惟儒者能明其理，而事亲者当知医也"（《四库全书总目提要》）。全书15卷，一至三卷为张从正自著，四至十二卷系张从正口述，由其门人麻知己整理，十三卷为刘完素《三消论》。十四至十五卷疑为后人掺入。该书注重阐发邪实为病的理论，倡导攻下三法治疗诸病。书中以六邪归纳诸病之因，以三法治之，名之为"六门三法"，此即为该书创立的"攻邪论"的主要思想。在具体应用汗、吐、下三法时，作者从治法范围、适应证、禁忌证等方面做了系统阐述，较前人认识有了较大的扩充。三法均有具体用法、注意事项、禁忌证，应用范围广泛，内容丰富，所用药物尊崇刘完素，偏于寒凉，颇有心得。

（六）《伤寒心镜》

金代常德撰一卷，1 200余字。此书主要阐发了河间的双解散及张子和对此方的加减运用之法。内载7篇论文，首论伤寒双解散用法，继则依次对伤寒发汗、攻里、攻里发表、循衣撮空何脏所主、伤寒只传足经不传手经、亢则害承乃制等6个问题进行了讨论。是书虽仅一卷，但言简意赅，对医之奥理，做了深入浅出的阐述，常德从学于张子和，受其影响，学宗刘河间"火热"之说，对刘、张两家之学研究颇深，并结合其自身体会有所发挥。如他在"伤寒双解散"中说："解伤寒三、二日间，以其初觉，亦伤寒疑似之间，解表恐伤于内，然攻里恐伤于表，故制双解，以其表里齐见俱解，甚为得法。"

第六章

明清时期河南医学的发展

"秦、汉之时，关中风气会聚，田野开辟，人物殷盛；吴、楚方脱蛮夷之号，风气朴略，故金陵不能与之争胜。今关中人物不及吴、会久矣。"（《明夷待访录·建都》）

中国文化长期以黄河中下游的陕、豫、鲁为中心，宋金时期，随着大批中原遗民的南迁，以浙、闽、赣、苏为核心的长江下游地区逐渐得到开发，日渐成为中国政治、文化、经济的核心区域，元末至明清时期，伴随着文化经济的发达，长江下游地区的中医药文化后来居上，成为中国医药文化的中心。明清时期的河南医学依然取得了很大进步。

一、明清时期的地方医政

（一）惠民药局

明代继承唐、宋、元时期设置的医药惠民机构，于"洪武三年置惠民药局，府设提领，州县设官医。凡军民之贫病者，给之医药"。在南京、北京太医院下的惠民药局，设大使人、副使人掌管；地方上各府州县的惠民药局，各府都设立提领、各州县都设立医官。后来，全国各地陆续设立了不少药局，如李濂《施药亭记》载："开封旧有惠民局，肇建于洪武甲子……"嘉靖时，林希元奏议，让各个郡县广泛选取优秀医生，多领取药物，在乡里开设惠民药局，为群众治疗。同时要求出具正式公告，向百姓广泛宣传。目前虽然没有办法统计当时乡级设立了多少个惠民药局，但其的设立无疑方便了当地百姓就医取药。然而经历二三十年的发展后，地方药局多数荒废，并没有达到朝廷"施惠于民"的初衷。明代惠民药局是为贫民诊治疾病、在疫病流行时赠药，并且销售成药的官办慈善医药机构，隶属于太医院。对于维持惠民药局正常运转的经费，也不单单依靠政府的支持，明政府规定，各惠民药局的药材"于各处出产并税课抽分药材给予，不足，则官为买之"。即其药材来源，一为"税课抽分药材"，二为政府出钱购买之药材。惠民药局在明代中后期逐渐衰亡，到了清代已经没有官办药局的相关记载。

（二）社会福利

明太祖早些年的经历使其深感百姓之艰辛，于是明代政府自太祖始就极为注重社会福利机构的发展，对鳏寡孤独体现出极大的同情和关心。洪武七年（1374年），明代设立了"养济院"，以收养由于丧偶、生病、无后等原因造成生活困苦的人，养济院里有医官专职治疗被收养者的疾病，所需的药物等由所在政府机构提供。太祖曾多次督促各级官员认真筹办养济院诸项事宜，对需要救济之人，应"有司从实取勘，官给衣粮养赡，为屋宇以为居"。永乐年间，养济院在各地全面成立。"养济院在县治东北，洪武六年知县张淮创"（《乾隆杞县志》）。

（三）医学教育

1. 明代医学教育

明政府对地方医学教育的发展较为重视，涉及包括征服或侵略的边境土司与邻邦，以及新设州县，可以说，只要设立地方政权，在有儒学、阴阳学的同时，也必须设医学。洪武十七年规定：府、州、县均应设医官人，负责兼管行政与地方医学教育。明成祖即位后，仍循旧制，设全国郡县医学，这一制度一直延续至明代灭亡。据《大学衍义补·卷五》等资料，全国的很多州、府和县都已经设立了医学，并通过层层选拔逐步遴选中央医官。可以认为，地方医学教育在此时达到了高峰。

据《明史·职官志》记载："太医院掌医疗之法。凡医术十三科，医官、医生、医士，专科肄业：曰大方脉，曰小方脉，曰妇人，曰疮疡，曰针灸，曰眼，曰口齿，曰接骨，曰伤寒，曰咽喉，曰金镞，曰按摩，曰祝由。"各科根据自身专业特点还开设不同的课程，其共同教材为《素问》《难经》《脉诀》。有些专业在教学中会使用《医经小学》之类深入浅出的教材。医生每年分四季考试，其成绩均记录在案，作为日后升迁的依据；每三年举行一次大考，大考由名考官和名医官负责，考试合格者可以录用，连续数年获优，经申请可以升职。考试不合格者，一年后可以补考，仍不合格者，再补习一年，若考试仍不合格者，予以免职。地方医学教育的培养考核体系参照太医院。

2. 清代医学教育

清代太医院依然承担着中央医学教育的工作，太医院下设内、外教习所，工作人员数名，相当于医学专科学校，主要教授各类医学经典和操作实践。教习人员由太医院在御医和吏目中选择医德良好、医术精良的人担任。内教习所的培养对象是太监；外教习所的培养对象是医官子弟和新进人员。所有到太医院接受教育的人员，通常要经官员推荐，学生数量各时期略有不同，入学之前还要有本院的医官做担保人，由首领官进行面试。那些粗知医理，并且通晓北京话、面试合格的人才有资格入学。

清代地方也有府、州、县三级医学教育机构，有完备的考试制度。三级政府分别设有正科、典科和训科，均由医士充任。雍正元年（1723年），清政府曾经发布命令指出，好的医生必须老成持重并且见多识广，各地官员、各部官员可以推荐有真知灼见的良医。不论有无官职，都可以由地方官员护送到京城。经过面试考核后，为宫廷供职。原本有官职的予以升迁，原本没有官职的马上赐予官职。同时也规定，由各地巡抚负责，认真考查属地医生，对精通《伤寒论》等医书的医生，每省选拔1人，聘请为医学官，教授医学知识，工作时间3年。如果工作有成效，便有可能调入太医院，成为御医。

二、著名医家与医著

（一）《救荒本草》

明代，东西方文明交流的一个重要时期，中国向世界敞开了大门，开始了与世界真正意义上的交流。然而，明代也是中国封建社会中社会问题相对严重的历史时期，而且频繁受到自然灾害的侵扰。据邓拓先生的《中国救荒史》统计："（明代）计当时灾害最多的是水灾，共196次；次为旱灾，共174次；蝗灾，共94次；雹灾，112次；地震，165次；另有风、疫、霜、雪等，灾害之多，竟达1 011次。[1]

在历次灾害中，受损最严重的往往是山西、陕西、河南等北方黄河流域，尤以河南为甚。中原地区地势平坦，河流缓慢，易于导致河道淤塞，也就造成了旱时无水可用，涝时无渠可排的局面。据刘旭东《明代河南灾荒与荒政研究》一文统计：明代时期，河南地区共发生水灾192次，旱灾124次，虫灾（蝗灾）94次，其他地震、风、雹、疫、霜、雪等灾害共120次，总计611次，年均达到2.21次。[2]

水旱之后，灾荒迭起，"倏忽巨浸化为桑田，膏腴变为沙丘"（《天下郡国利病书》），人民庐舍荡没，食无所取，流离失所。终有明一朝，自然灾害造成的灾荒、流民问题一直未能很好地解决。

面对灾荒频仍的社会，深受儒家"经世济民"思想浸润的明代士大夫，无不以救民为动机，或上疏朝廷，痛陈救灾利弊；或纷纷撰书立说，教民自救，于是涌现了一批像朱橚《救荒本草》、王磐《野菜谱》、周履靖《茹草编》和鲍山《野菜博录》等实用的救荒著作。而这种种著述中，最有价值的是明代藩王朱橚所著的《救荒本草》。

朱橚，名橚，字不详，号诚斋，明太祖朱元璋第五子，明成祖朱棣的胞弟。约生于元至正二十一年（1361年），卒于明仁宗洪熙元年（1425年）。明太祖洪武三年（1370年），加封"吴王"，藩地在安徽凤阳，洪武十一年（1378年），改封"周王"，藩地在开封。洪武十四年（1381年）10月，20岁的朱橚始就藩于北宋旧都开封。在明初纷乱的政治舞台上，作为周王的朱橚可以说微不足道，并未发挥太大的政治影响力，一直扮演着极其平凡的角色。然而作为学者的朱橚却取得了较大的成就。史载"橚好学，能词赋"（《明史·朱橚传》），一生著述宏富，著有《元宫词》百章，《保生余录》《袖珍

1. 邓拓 . 中国救荒史［M］. 北京：北京出版社，1998.

2. 刘旭东 . 明代河南灾荒与荒政研究［D］. 西安：陕西师范大学，2012.

方》《普济方》《救荒本草》等。"有药而无伙食者，命亦难保"（陈实功《外科正宗》），如果说《袖珍方》《普济方》等保存了大量明代以前的有效临床方剂，而《救荒本草》则在某种意义上超越了传统的中医本草学，具有了现代植物学的性质。

元末明初，由于常年的战乱，加之水、旱、蝗、雹、地震等诸多自然灾害，明初经济一片凋敝，饥馑遍布天下。朱橚就藩开封时，中原地区经济虽已得到初步恢复，但仍是"国土夷旷，庶草蕃庑"，人民生活困苦不堪。"周王殿下，体仁遵义，孳孳为善，凡可以济人利物之事，无不留意。"（卞同《救荒本草序》）于是，朱橚"考核其可佐饥馑者得四百余种，绘图疏之"，著成《救荒本草》，以便"林林总总之民，不幸罹于旱涝，五谷不熟，则可以疗饥……俾不得已而求食者，不惑甘苦于荼荠，取昌阳弃乌喙，因得以裨五谷之缺"（卞同《救荒本草序》）。

《救荒本草》约成书于永乐四年（1406年），同时刊刻于朱橚周王府。全书共2卷，记载可食用植物414种，其中取自历代本草著作的有138种，新增276种，按照传统本草学草、木、果、蔬分部，计收载草部植物245种、木部80种、米谷部20种、果部23种、菜部46种。每部之中又按照可食部位分为叶可食、实可食、叶及实皆可食、根可食、根叶可食、根及实皆可食、根笋可食、根及花可食、花可食、花叶可食、花叶及实皆可食、叶皮及实皆可食、茎可食、笋可食、笋及实皆可食等数部。

该书不仅分类明晰，语言叙述也是简洁有序、平实无华，多运用通俗易懂的语言对直接观察得来的对植物的感性认识加以叙述，对于所收载的植物，首先阐述分布地点，其次说明生态特征和植物形状，最后介绍具体的食用方法，注重植物食用功能的介绍，而不做烦琐的文献考证。

对于植物名称中难以识别的文字，著者不厌其详地用直音法一一注释标音，统计全书注音字共达数百以上。如"莠音有，草子（籽）；獾儿菜，音欢"。地域不同，人们对植物的称呼也不尽同，为了便于不同地域之人对相同植物的辨认，而不至于发生误食事件，书中更是不厌其烦地开载各种植物的异名。如"枸杞"条"一名杞根，一名枸杞，一名地辅，一名羊乳，一名却署，一名仙人杖，一名西王母杖，一名地仙苗，一名托卢，或名天精，或名却老，一名构棪，一名苦杞，俗呼为甜菜子，根名地骨"，单是异名就介绍了15种之多；又如刺蓟菜，"本草名小蓟，北人呼为千针草"；山苋菜，"本草名牛膝，一名百倍，俗名脚斯登，又名对节菜"。

这种不厌其烦的注音、注释，看似啰唆，却极大地方便了百姓在灾荒之年以及平时的可操作性，真正发挥了其应有的社会作用。

另外，为了更直观地表现所收载救荒植物的形态，编者在对每一种救荒植物做出通俗形象的文字描述之后，往往都配以画工精致、逼真形象的插图，"图以肖其形，说以著其用"，文图相辅，使读者得以观其文，考其图，使用起来更加便捷。

作为一部救民饥荒的著作，除了说明植物的可食用性以外，《救荒本草》更是具体说明了植物的食用方法。如山黑豆，"生密县山野中。苗似家黑豆，每三叶攒生一处，居中大叶如绿豆叶，傍两叶似黑豆叶，微圆。开小粉红花，结角比家黑豆角极瘦小，其豆亦极细小，味微苦。救饥：苗叶嫩时，采取煤熟，水淘去苦味，油盐调食。结角时采角煮食或打取豆食皆可"。叙述简明翔实，操作性极强。

《救荒本草》初刻于该书编成不久，流传以后更是被多次翻刻。到明嘉靖四年（1525年），山西都御史毕昭和按察司蔡天佑在太原重刻，明嘉靖三十年（1555年），开封人陆柬又据山西刻本翻刻，明万历十四年（1586年），该书第4次被翻刻，万历二十一年（1593年）又再次刊印。该书不仅翻刻频繁，而且为众多学者所推崇，李时珍《本草纲目》、徐光启《农政全书》均采用或全文收载了该书。

《救荒本草》的成书，可以称为中国植物学史的里程碑，也是朱橚踏实求学的学术风格，勤政爱民仁爱思想的重要体现。

朱橚这种严谨的学风，心忧天下的民本思想，不仅受到明初务实学风的影响，也与朱元璋的言传身教有关。朱元璋出身贫寒，常戒谕诸皇子"举动戒其轻，言笑斥其妄，饮食教之节，服用教之俭。恐其不知民之饥寒也，尝使之少忍饥寒；恐其不知民之勤苦也，尝使之少服劳事"（《明史·本纪》）。另外，朱橚身边一大批有造诣的学者，也是朱橚的良师益友。周王府右长史刘淳，是元末明初著名的学者，一生著有《菊庄集》《白云小稿》《修辞正音》《四书解疑》《小学大学群经要义刊正》《王叔和脉决纂述》《伤寒秘要》等著作，横跨经、史、医学三科。另有周府长史卞同，长史王翰，医正李恒，医学教授滕硕等，皆为一时贤俊。

在17世纪末，《救荒本草》东传日本。日本中御门天皇享保元年（1716年），日本本草学家松岗恕庵从《农政全书》中选取出《救荒本草》的全部内容，加上日文训点，刻成了该书在日本的第1个版本。随后他的学生、著名的本草学家小野兰山又进一步查漏补遗、校点正误，于1799年和1842年分别刻了《救荒本草》的第2版和第3版。1816年，日本学者岩奇常正，根据自己多年田野考察，撰成《救荒本草通解》，并根据实物观察描述，绘制了彩色图谱，写成了日本当时最有植物学价值的巨著《本草图谱》。

（二）《普济方》

明代以来的医方著作，在一定程度上确实具备了方剂学的性质。明代对医方的收集整理，不但集大成，而且开始普及和推广，也就是说，既有整理提高，也有开明代医方大普及之先河，集大成的医方巨著《普济方》。

明代集医方之大成者，当以朱橚主编撰写的《普济方》为最，他在编撰《救荒本草》的同时，在医学教授滕硕和长史刘淳的合作下，共同对明以前之医方进行系统全面的收集整理和论证研究，甚至还兼收了传记杂说、道藏、佛书中的有关记述，于公元1390年始编写，1406年编成《普济方》一书，168卷。《四库全书》改编为426卷。

《普济方》，全书分为总论、身形、诸疾、疮肿、妇人、婴孩、针灸七大部分。总论部分叙述了方脉总论、药性总论、运气、脏腑等11门；身形部分则为头、面、耳、鼻、口、舌、咽喉、牙齿、眼目等9门；诸疾部分有诸风、伤寒、时气、热病及各种外治等39门；疮肿部分为疮肿、痈疽、瘰疬、瘿瘤、痔漏、折伤、膏药等13门；妇人部分包括妇人诸疾、妊娠诸疾、产后诸疾、产难4门；婴孩部分则分初生、婴孩五脏、婴孩耳目口齿、诸风、伤寒、惊、痫、疳、疝、积等22门；最后是针灸与药品鉴别等3门，共101门。据《四库全书提要》作者统计，其理论论述共1 960论；每类之下共分为2 175类；计有778法，239图；所收历代医学家之治疗处方共61 739首；总字数近千万字。可谓空前之壮举。

　　《普济方》完成后，由于篇幅浩繁，久久未能刊印流传，但辗转传抄者有之。因此，影响医界者不如其他书籍广泛深远。20世纪后期，人民卫生出版社曾两次排印，颇受医学界之重视。对《普济方》之评价，历来可以说毁誉各半，誉者以为采摭繁复，编次详析，自古经方，无不赅备于是者；批评者以为其内容重复抵牾，病其杂糅，又因转相传写，错谬滋多。比较公允的看法，认为该书所收医方内容，其原出之书已散落不存者十之七八，幸得该书而存于世，所以强调：是古之专门秘术，实借此以有传，后人能参考其异同，而推求其正变，博取约取，应用不穷。对于辑佚古书，尤其宋元医书，亦有重要参考价值。

（三）《医史》

　　李濂（1488—1566），字川甫，一作川父，号嵩渚，河南开封人，绵延200余年而不绝的儿科世医"金钟李氏"之后代。著有《嵩渚文集》100卷、《观政集》1卷、《与李氏居室记》《祥符文献志》《祥符乡贤传》《朱仙镇岳庙集》《汴京勾异记》《乙巳春游稿》《汴京遗迹志》《医史》10卷等，所撰医学论文见于《嵩渚文集》，有《救荒本草序》《幼科类萃序》《续医说序》《陶节庵伤寒六书序》等。并参与纂修嘉靖《河南通志》，辑录整理《稼轩长短句》，批点明代李堂的《荃山文集》等。李濂虽非专门医家，但有家学渊源和深厚的文史功底、较高的社会地位，在文学、史学、方志学、医学、数学等领域均卓有建树，他对医学所做的贡献主要是编撰了我国现存的第一部名医传记类著作《医史》，为多部医著撰序，并发表若干篇医学论文。

《医史》10卷，成书于嘉靖二十六年（1547年），共收载和编撰72位医家的传记。卷一至卷五，为编入正史所载医和、李杲等共55位医家传记；卷六至卷十，作者参考有关文献，补写了张仲景、王叔和等，共载17位医家传记，且大都附有按语或"嵩渚子"论述一篇，具有较高的文献价值。尤其是后五卷，李濂所撰《张仲景补传》《王叔和补传》《启玄子补传》《葛应雷补传（附子乾孙）》《王履补传》《戴原礼补传》等篇，其文献价值更高。历史上重视对政治人物树碑立传，而疏于对医林人物作传，致使很多名医大多湮没于史海，流传下来的也是凤毛麟角。李濂在编纂《医史》时，对这种现象非常不满。他作为从医世家，认为如果医学成果得不到官府的重视，把历史上一些重要的医学成果仅仅列为"方技"，的确十分可惜。李濂的《医史》在记述名医医绩的同时，对医学流派的传承和医学经典的编著演化过程做了初步论述，为医学史研究提供了较为丰富的资料，弥补了正史的不足，为后来医学的医史研究奠定了坚实的基础。《医史》在中医理论史上有着不可替代的重要地位，《医史》中将张仲景称为"医中之亚圣"，是仲景众多称号中的一个，也是别具一格。

（四）《太素心法便览》

《太素心法便览》凡4卷，又名《宋太素心法便览》，明代宋培编。宋培，字太素，右蒲（今河南长恒）人。初刊于明崇祯二年（1629年）。全书按病症分为128门，卷一、卷二为中风、咳嗽等内科杂症及10余种疮疡证治；卷三、卷四属妇、儿及五官科证治。各病症均分述病因、病机、主方及随症加减等：先引述古代临床内容，再加以"参驳"，标主方于次，附有立方之解，并随证加以化裁。

宋氏熟读医典，结合临证心得撰成此书，论及痰火、秃疮、失血、调经、痘疹等内、外、儿、妇及五官各科疾病140余种。以"表古偏方示今当易"列为篇首，阐发"病与时易，不可执古方而治今病"之论，指出"执古方以治时病，往往丧人性命而不悟"，体现了作者善用古方而讲究灵活应变，反对泥古死用的学术主张。该书特点如下：

（1）精于辨证。如中风一证，半身不遂、手足震颤者，舒筋顺气活血；饮食坐卧如常，但失音不语者，发散风邪、开窍通声；面目、十指、满身俱麻木疼痛者，则清火降气达痰。又如咳嗽，详审嗽从何来，分为风寒嗽、痰饮嗽、火郁嗽、劳瘵嗽、肺胀嗽、午前嗽、午后嗽、黄昏嗽、五鼓嗽，各症立论立方。

（2）裁夺立方，注重临证。宋氏行医乡里，不仅内外妇儿诸病通治，且能根据病症之缓急、先后、标本而定寒燥、虚实、补泻之则，化裁古方、拟定新方。如治疳疾，创羊肝散；小儿癣疾，创琥珀膏方；产后杂症，创五积汤；小儿水泻，米谷不化，创苍防汤。全书载百余方多为作者自拟。

（3）内外治相结合。疝气者用内服方加灸法；喉风喉痹，内服清火散风解毒汤，外用吹喉散。痔漏，内服摄生乌玉丸，外用五倍子烧水外洗。臁疮，内服腊礬丸，外用艾蒜灸疮上，并搽葵油止疼。小便闭，内服清肺金利水道方，外用炒热盐包脐下熨。

（4）善用清法。如治奔豚气用清火降气方，治结胸用清火顺气、开膈化痰方，认为"黄连、黄柏、黄芩、赤芍、栀子、连翘、薄荷最能清解五脏邪火"。同时，喜用柴胡、葛根、槐花三药，曰："柴胡虚火实火皆能解散，葛根解肌疗表而且能生津液，槐花消散邪热而又畅达血气，予每每立方必用此三味，取效甚速。"

全书论述精当，以证立方，以理释方，于病机用药多有所描述，体现了"病与时变，药亦随之"之宗旨，对临床诊治各科疾病均有实用价值。

（五）《植物名实图考长编》《植物名实图考》

吴其濬，字瀹斋，又字季深、吉兰，河南固始人。吴其濬祖父吴延瑞，乾隆三十一年（1766年）二甲第十四名进士，官至广东按察使，著有《清芬书屋文稿》；其伯父吴湳，乾隆四十六年（1781年）进士，官至解州知州，有《卧云山房文稿》传世；其父吴烜，清乾隆五十二年（1787年）进士，先后任职兵部左侍郎、吏部右侍郎与礼部右侍郎，著有《中州文献考》《读史笔记》等；其兄吴其彦，嘉庆四年（1799年）的二甲六十三名进士，官至兵部右侍郎，著有《藤花书屋遗稿》。

吴其濬深受家族影响，5岁即在母亲的指导下攻读书史，12岁随母亲进京，投考国子监，成为一名监生。嘉庆十五年（1810年）8月，得中举人。嘉庆二十二年（1817年）科考，吴其濬力胜群贤，高中魁首，以一甲第一名的成绩，成为清代第73位状元。嘉庆帝曾赐赠御笔"状元"匾额。

此后，吴其濬先后担任翰林院修纂、江西、湖北学政，兵部侍郎，历任湖南、湖北、云南、贵州、福建、山西的总督、巡抚。

道光二十六年（1846年），吴其濬因为旧病复发，挂冠归乡。不久，这位"学优守节，办事认真（道光皇帝祭诏）"的官员，即因病辞世，享年58岁。

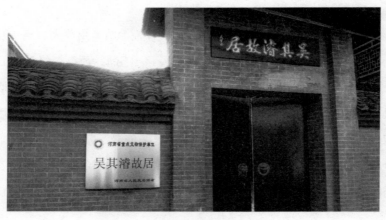

固始吴其濬故居

1.《植物名实图考长编》

《植物名实图考长编》，22卷，著录植物838种，分谷、蔬、山草、隰草、蔓草、芳草、水草、石草、毒草、果、木共11类。在《植物名实图考长编》中吴其濬参考了《神农本经》《名医别录》《唐本草》《日华子本草》《救荒本草》《本草纲目》及其他文献200余种，将各种植物的历代相关记载进行了整理辑录，重点收录各种植物的形态、产地、药性及用途等。书中还引用了大量的植物学专著，如《芍药谱》《桐谱》《菊谱》《打枣谱》《茶经》《牡丹谱》等。《植物名实图考长编》的编纂，不仅保存了大量植物学文献，也为《植物名实图考》的编纂打下了坚实的文献基础。

2.《植物名实图考》

在《植物名实图考长编》奠定的文献基础上，吴其濬不断实地考察，虚心求教，写出了著名的《植物名实图考》。《植物名实图考》，全书38卷，记载植物1 714种，附图1 700多幅，分谷、蔬、山草、隰草、石草（包括苔藓）、水草（包括藻类）、蔓草、芳草、毒草、群芳（包含菌类）、果、木等12类。这是一部专门记载植物，又集中反映其生物学特性的植物学专著，《植物名实图考》的出现，把我国传统植物学提升到了一个全新的水平，并对世界植物学界有深刻的影响。

《植物名实图考》收载植物，较《本草纲目》多出近400种。书中所收植物中，有的是首次进行登录记载，以地方性药植物为主，例如，"合掌消，江西山坡有之，独茎脆嫩如景天，叶本方、末尖，有疏纹，面绿，背青白，附茎攒生，四面对抱，有如合掌，故名"，"根有白汁，气臭……消肿、追毒"。有的是对新近植物的补充辑录，例如，明代后期番薯与马铃薯相继传入国内，由于其产量大，国内各地纷纷积极引种，名称也不尽一致，山西地区称它为"山药蛋"，而吴其濬的《植物名实图考》是最早把"山药蛋"作为植物名称进行收载的著作。

《植物名实图考》虽以古代文献为基础，但并非盲目泥古，对历代本草的著录错误、医书中的药物别名也时有纠正，甚或直接批驳医家用药的失误。如在"冬葵"条下说："（冬葵）为百菜之主……志书亦多载之，李时珍谓今人不复食，殊误……以一人所未食而曰今人皆不食，抑何果于自信耶？"又如，"大青"条说："湘人有《三指禅》一书，以淡婆婆根治偏头风有奇效，余询而采之，则大青也，乡音转讹耳。""黄连"条指出："……《神仙传》，黑穴公服黄连得仙，此非荒诞欺人语耶？"

为了便于植株的辨识，《植物名实图考》附有原植物图像 1 700 多幅，且绘制精细，详细描绘了植物的根、茎、叶、花，好似一部真实的植物图谱。

"多闻阙疑，慎及其余"，吴其濬对于那些考察文献记载，且经过实地调研仍然不清楚的问题，多采取了详列资料以存疑，不轻下论断以逞臆见的态度。因此，书中就出现了有图无文或无名，或只有图既无名又无文者；或一物数图却未加订注释的情况。如 "金盏草"条载"此草之实，不似鸡头，其叶如莴苣，不应有杏叶之名，未敢并入"，如"鹿角菜"条载"李时珍所述之鹿角菜，与原图不甚符，存以俟考"等，只是如实记录了相关植物存在的问题。这一切无不反映了作者求是严谨的科学态度。

《植物名实图考》于道光二十八年（1848年）刊印发行问世后，受到国内外的一致推崇。从植物学发展的历程来说，吴其濬《植物名实图考》所体现的研究方法与研究目的已由我国古代本草学中单纯的实用性向近现代纯粹的科学著作方面发展了。

1870年，俄国驻北京公使馆医官布雷施奈德（Bretschneider，E.V.），在福州出版《中国药物书籍的研究和价值》（*On The Study and Value of Chinese Botanical Works*），已引用到该书。1887年，日本东京奎文堂刊行《重修植物名实图考》，日本学者伊藤奎介写序，认为此书"辨论精博，综合众说，析异同，纠纰谬，皆凿凿有据，图书亦甚备，至其疑似难辨者，尤极详细精密"，予以极高的评价。

除植物学方面的贡献外，吴其濬还对矿产进行了深入的调查和研究，并著有采矿方面的专著——《滇南矿厂图略》。此书由他任职云南时编纂，是一部详细介绍云南铜政的重要著作，也是我国第一部矿业学专著。

（六）《医学集要》

刘璞，字石友，号尔琢，生活于明末清初时期，监生。关于他的故里，有两种说法：一说为河南平舆县人，一说为河南沈丘县人。前一种说法源于《医学集要·自序》，序后有"平舆隐人刘璞"等语；后一种说法源于《医学集要·刘祖向序》，序中有"赐同进士原杭州令沈丘人刘祖向撰"等语。刘祖向在序中称"家侄石友"，刘璞字石友，所以刘璞为刘祖向之侄当无疑，为沈丘人亦应无疑。刘祖向的次子刘矸，字石洲，"尝从族县乡贤公璞学医三年"。刘璞次子刘中柱，曾任归德府宁陵县教谕，并曾向学校捐赠《医学集要》。刘矸和刘中柱后来共同校勘《医学集要》，重刻印行。刘汉儒居于沈丘县老城镇，从明代至民国时期，沈丘县老城镇一直被称为"平舆镇"。中华人民共和国成立后，将"平舆镇"改为老城镇。而平舆县是1951年才从汝南划出的新县，故而刘璞所称的"平舆"，并非现在的平舆县，而是沈丘县平舆镇，即现在的沈丘县老城镇。

刘璞早年丧父，事母甚孝。母病昼夜伏榻，夜不解带百余日。抚养幼弟，竭尽心力。他性善而好施舍，每年年底至麦收前，他将自家的粮食低价卖给穷人，对于十分贫穷者干脆就不收钱。他还出钱办学，延名师督课，乡邻子弟，皆令就学。由此成就的人才，不计其数。

刘璞天资聪明，学行纯粹。明代灭亡，清兵入关之后，不求仕进。足不履市，闭门谢客，专心读书，钻研医学。他学习非常认真，一丝不苟，认为古医书是前人经验的结晶，应该多读，读精读通，灵活运用；他在《医学集要·自序》中说："为病不过风寒暑湿燥火六淫之外感，喜怒忧思悲恐惊七情之内伤。其发现也，有脏腑表里阴阳气血虚实标本之别；其用药也，有补泻温凉、轻重缓急、升降浮沉之妙。全在医之能晰能断，神而明之。果其了了，指下对症，投剂则捷如桴鼓，岂不谓活人之术哉！如学者不多读古人书，或固执己见而强恃聪明，思博一日之名，或好奇炫异而鲁莽苟且，此乃以活人之术而反害人也。"

刘璞家族素以诗书为业，其叔刘祖向曾为进士，做过杭州令。而刘璞为什么立志学医呢？这个问题在《自序》中说得很清楚："余家以诗书为世业，从来不知医。至壬辰岁（1652年），余患疮症，几至不起。幸汝庠蜚立张君，百方调摄，始得再生，真起枯骨而肉之。于是领略其要旨，潜心此中，二十有八载，斯知医之一道，微也，险也。"

刘璞的长子在外地求学，因病被庸医误治而亡。此事对刘璞刺激很大，他既痛恨庸医技术不高而害人；又痛恨某些医生不负责任，诊治不细心而害人。他在《自序》中说："不幸长男申以清弱之姿，抱凌云之志，于辛酉（1681年）负籍新蔡，思图大业，因心力过劳，火载血溢，而医不为之清心清补，以致阴脱阳亡，后反谬为外感。及余至，则大势已去，虽日进补剂，终成难挽。"刘璞以十分愤慨的心情痛斥："庸医杀人，何须操刀？"最后他以恳切的心情，告诫医者："故敢述不得已之意，以质诸同人：唯愿临症时，恪遵前人之法，求其当，无务其奇；不厌详，勿失之躁，是即今之越人也。区区一得，幸勿以管见鄙之。"己病与子亡是刘璞立志学医的两大主因。

刘璞医术高明，许多顽固疾病，经他治疗后，都能很快好转或痊愈。"如吴姓伤寒后闭癃待毙，诸医皆利之不应，而独以参、芩、熟地、麦冬、牛膝服之，溺如泉涌。一妇人产后，两手肿裂流血，治以四物加荆芥、桂枝、白苓，一服血止肿消。庠彦郭辟图，夏月偶病，误服破气开滞之剂，致怪证丛出，自谓不起，而以归脾汤、还少丹治之全安。此皆为所目睹者。用药虽云至平，而获效最著。因而造请者无虚日，几至忘寒忘暑，废寝废餐，医名大著。邑人士有沉疴痼恙，为时医所不能疗者，投以汤液，无不冰消雾散。或疼症奇疾，虚实莫辨，补泻无从，一往质之，指下了然，判若黑白。"经他治愈的患者，不计其数。

刘璞不仅医术高明，而且医德高尚。他关心患者，有求必应。无论刮风下雨，无论严冬酷暑，亦无论富贵贫贱，只要有病人求诊，他都必到病家，细心为患者诊治。有些穷人，交不起医药费，他就免费为他们诊治。"寒暑不惮跋涉，贵贱弗忍异视。不弋名射利，不伐善施功"。因此深受广大人民群众的拥戴，成为一方名医。

刘璞汲取前辈的医学精华，结合自己的临证经验，撰成《医学集要》一书，于清康熙壬戌年（1682年）刊行。该书共六卷，卷一论述脏腑经络形体、症治大略、脉理、药性；卷二论述中风、类中风、痉病、伤寒、感冒；卷三论述中寒、火证、气病、痰证、湿证、中暑、瘟疫、疟疾、痢疾、泄泻、霍乱、嘈杂作酸、痞满、臌胀、水肿、五疸、呕吐、噎塞反胃、积聚痞块、咳逆、喘哮、郁结；卷四论述头痛、眼目耳痛、鼻病、口舌、牙齿、喉痹、心痛、腹痛、胸痛、臂痛（附白虎历节风）、腰痛、痿痹、脚气、疝疾、淋疾、闭癃、三消、燥结、肠风脏毒便血（附脱肛）、溺血、破伤风；卷五论述寒热、虚劳骨蒸、咳嗽、失血、痛痿、遗精浊证、惊悸怔忡健忘、不寐、汗证、眩晕、补益、癫痫、药酒、疮证、膏药、杂方；卷六论述妇人科、小儿杂方。

该书语言精练，如在"症治大略"篇中写道："必先岁气，毋伐天和。望闻问切宜详，补泻寒温须明。升降浮沉则顺之，寒热温凉则逆之。病在于阴，毋犯其阳；病在于阳，毋犯其阴。病在于表，毋攻其里；病在于里，毋虚其表。治上不犯下，治下不犯上，治中上下俱无犯。补上治上制以缓，补下治下制以急。用热远热，用寒远寒，中病即止。热因寒用，如寒在下，而上有火格，热药中佐以寒药；寒因热用，如热在下，而上有寒格，寒药中佐以热药。热应寒疗热反生，寒应热治寒转甚，此喜攻增气之害。治寒当益心阳，治热宜滋肾水，此求本源之妙。塞因塞用，如虚胀用参术；通因通用，如挟热利用承气。实热泻以苦寒，虚热治以甘寒，大虚补以甘温。外寒散以辛热，中寒益以甘温，大寒佐以辛热。气病实则宜降宜清，虚则宜温宜补。血虚则热，补兼以清；血实则瘀，消之行之。因气病而及血，先治其气；因血病而及气，先治其血。积聚宜消，须先养胃气；有邪宜祛，须先随时逐散。虚证，如家空虚，积累无速法；实证，如寇在家，急逐无缓法。至实有羸状不可遽补，至虚有盛候不可反泻。先病为本，次病为标，缓则治其本，急则治其标。病发有余，本而标之，先治其本，后治其标；病发不足，标而本之，先治其标，后治其本。阴阳之要，阳密乃固。此阳密则阴亦固，斯重阳也。无阳则阴无以生，无阴则阳无以化。补气在补血之先。见痰休治痰，见血休治血，无汗不发汗，有热莫攻热，喘生毋耗气；遗精莫涩泄，明得个中趣，方是医中杰。"

该书不仅汇集了前人经验之精华，而且也融入了刘璞一生的临证经验。如他在"妇人科"篇中写道："妊妇衄也，余用当归、川芎、丹参、桔梗、甘草、香附，水煎。加生地、麦冬各一两，捣汁入前汤，和荆芥灰服，大效。""妊妇疟，寒热头痛，面肿胎动，腹硬昏迷，余用当归、川芎、枳壳、大腹皮、白术、柴胡、黄芩、白芷、厚朴、苏梗叶、生姜，水煎服，大效。"

在论述每一个病症时，先概述，再具体分析病因病机，最后提出治法方药。以"中风"为例，刘璞将其分为真中风和类中风两大类。而真中风又分为中经脉、中腑、中脏三种不同证型。类中风又分为火中、气中、寒中、暑中、湿中、食中、虚中、恶中八种证型。井井有条，丝丝入扣，层层深入，说理透彻。足见刘璞读书之精细，理解之深刻，编写之巧妙。先看他对中风的论述："风证，良由内伤而外邪乘之也。经云：邪之所凑，其气必虚。可知风是乘虚而入。其中也，有中腑、中脏、中经脉之分。每见中腑多兼中脏。势急者，不拘中脏腑血脉，以吐为主，使胸中郁邪解散，清气升而神明外达，身得心主，始可据脉审证用药。在表者汗之，在里者下之，痰者化之，火者清之，气者顺之。设兼虚者，兼补血气。若症在疑似，无如先服藿香正气散，不可轻用乌、附、脑、麝等药，倘非真中风而散正气也。如牙关紧闭，两手握固，即是闭证，宜苏合等药开之。若口开手撒眼合遗尿，声如鼾，或摇头直视，上掭吐沫，面赤如妆，汗出如油，乃是脱证，急用参附大剂救之。有日久但闭目，若醒不醒者，气虚极也，参附汤。有痰者，少加胆星、木香、白附开之。"再看他对类中风的论述："火中，由热怫郁于内，昏倒，脉数。气中，七情过极，气厥昏冒，身凉无痰，脉沉应气口，非同中风之身湿，有痰涎，脉浮应人迎。寒中，口噤，肢冷，吐沫，脉细微。暑中，面垢污出，手足微冷，或吐泻喘渴。湿中，由受湿生痰，痰生热，热生风。食中，因醉饱后着怒，以致气塞胸中，藿香正气散，盐水入皂角煎汤控吐。虚中，乃劳役耗损元气，以致痰生气壅，补用独参汤加熟大附子；肾虚，气不归元，八味丸料，加人参、黄芪煎服。恶中，或登冢入庙，吊丧问病卒中不正之气，厥冷面青，肌肤粟起，牙闭口噤，木香调气散合平胃散。"

以上仅以中风、类中风为例，展示《医学集要》对各种病症的论述形式。对其他病症的论述，体例亦多与此类同。

《医学集要》除了上述的特点外，它还保留了数百首方剂。

三、少林伤科的形成

隋唐时期是中国佛教的鼎盛时期，僧医著作更是大量出现。隋代僧医梅师，号文梅，撰著《梅师方》和《梅师集验方》（已佚），其内容于后世医著《证类本草》《医垒元戎》《伤科汇纂》等书中可见部分佚文。该书载有治疗从高处坠下、伤损筋骨、疗金疮作痛及出血方药，并详细开载了治疗因疮中风所致的牙关紧禁、腰脊反张、四肢强直的"破伤风"，方药颇为简明。由此可知佛家伤科已积累了一定的治疗经验。

隋末，少林寺昙宗、志操、惠玚等13位武僧协助秦王李世民平定了"洛阳王"王世充，即有名的"十三棍僧救唐王"，受到唐政府嘉奖。唐太宗登基后，感念少林僧人功德，敕准少林寺建立僧兵以护卫寺院，由昙宗、志操、惠玚负责教演兵法，习练拳术兵器，少林寺武术发展进入新时期，"武以寺名，寺以武显"，少林寺遂名扬天下。昙宗、慧玚善于伤科医术，开创了少林武术伤科，少林伤科于明清得到大发展，形成少林伤科学派，为佛家伤科之代表。

五代以后，中国佛教在衰微中延续。五代十国时期，高僧福居融合诸家武术所长，改进少林拳法，使其更贴近于实战，后汇集成《少林拳》一书传世。

少林武术的发展，同时也促进了少林伤科的发展。这时，著名僧医有福居、智广（920年卒），精于伤科，尤熟谙人体经脉，善点穴治病。凡筋脉拘挛、跌跛、损伤之类，皆以竹片为杖，指其痛处，或兼施药液外搽、丸散内服，常获立愈的效果。

宋、金、辽时代，佛教一度中兴，佛教典籍的刊刻蔚为高潮，先后出现了《开宝藏》《崇宁藏》《碛砂藏》《契丹藏》《赵城金藏》等数部收载完备的大藏经，而此时的少林武技更是名播四海。宋金时期，又出现不少僧医，精于伤科，并有著述。宋代少林寺的洪温禅师擅长骨伤科，多以针刺加火罐解除患者痛苦，撰有《针后拔罐秘法》，临终前将技艺传给觉远和尚。觉远和尚对内科深有研究，有《少林寺内科神效录》传世。宋军阵中的医者也多属少林伤科，由于宋金、宋辽之间战事频繁，少林伤科在实践中也使金创方面得到了长足发展。此时，少林伤科也逐渐走出山门，开始向民间传播。据记载，南宋医家稽幼域，从师少林僧人，武医兼通，后护驾南渡，悬壶为医，收徒传艺，创"山阴下方寺院西房伤科"，著《秘传伤科》传世，成了浙江著名的伤科世家流传至今。

元代历代帝王均尊佛信教，元世祖忽必烈更是尊奉藏传佛教高僧八思巴为帝师，掌管天下佛教。少林寺之名望也和元代皇室关系密切，元宪宗、世宗皇帝曾两次敕命少林寺住持福裕在太原、洛阳等全国各地建立少林寺分院，少林武术得以推广发展，少林武医也得到相应发展。1218年，福裕任"都僧省"，收回佛寺237处，少林寺进入全盛时期，少林医学随之得到大发展，少林建立了"主伤科兼修内科、儿科，医众僧兼俗疾，方为普度众生"的僧医方针。元代的少林寺僧医总教惠定被尊为"少林神医"，著有《少林骨科旨要》《少林医家丸散药谱》。寺僧惠炬在《针刺九十神穴》中总结了元以前僧医大师的针灸经验，是少林医学针灸用穴的临床精华。元代辈出著名伤科僧医，还有石岩、宗发。

明代中后期，倭寇侵扰，东南沸腾，少林月空和尚亲率僧兵赴东南抗倭，且自备急救良药，如少林行军散、八珍丹等，深受明政府与总制胡宗宪敬重。此时，有位智正和尚，武艺超群，而且酷爱医学，博采众方，收集了明以前寺院武僧自救疗伤之秘验方，辑成《少林寺秘方》，藏于寺内，秘不外传。直到明嘉靖二年（1523年），异远真人所著《跌损妙方》问世，少林伤科的真传秘方才为世人所知，其后众多伤科学家皆宗其说，从而形成了中医骨伤学最有特色的流派之一——少林伤科。

　　明清时期，少林武术、少林伤科在民间广为发展。这一时期，伤科秘方著述传抄甚多，其法多宗少林伤科，师承有异，有所发挥而分支。诸如湛举、湛化、淳智、如慧、海珍、了然、毛公等历代大师均对明清时期少林伤科的发展做出了贡献。湛举、湛化、淳智在智正和尚医疗经验的基础上进一步补充、完善，编成《少林跌打损伤秘方》，制成木刻板，藏于寺内法堂，但后被焚毁。如慧，精研骨伤科，研制成少林骨科金丹、少林止血散等。海珍，如慧弟子，继承如慧医术，创造骨伤科综合治疗法和伤后调补方案。僧尼了然（1796—1820年）精于武，通于骨伤；少林寺毛公著《五论图》，少林寺太双著《跌打损伤方》。贞俊，善武精医，撰有《少林医秘真珠囊》。此外还有多种署名"少林寺"的稿抄本问世，如《少林寺伤科秘方》《少林真传伤科秘方》《少林寺跌打损伤验全方》《少林寺十二时辰十二穴秘方》《少林寺军阵伤科秘传》。

　　少林伤科倡导气血学说，以经络气血传输为理论依据，以经络、穴道辨治外伤，以"望眼法"辨治内伤，以秘传跌打方、点穴疗法及正骨夹缚为治疗方法，从而形成了一套完整的少林寺伤科治疗体系。

　　少林伤科注重对穴道、脏腑、气血在伤科辨证诊断中的作用，创立了"血头行走穴位论"和"致命大穴论"。认为气血循行经络中，穴道是人体内外部互相沟通的一些特定部位，全身有致命大穴36穴，不致命小穴72穴，共108穴。血头（少林伤科认为，人身气血运行始终有一头相牵，即"血头"）在十二时辰行走十二穴道，伤患部位与脏腑密切相关，通过经络相互沟通，各部位的伤患反映特定脏腑的内伤。

损外必伤内，少林伤科对于内伤的诊治也别具特色，而以异远真人创立之"望眼治伤法"最有特色。真人诊断内伤，根据《黄帝内经》"五脏六腑之精气，皆上注于目而为之精，精之窠为眼，骨之精为瞳子，筋之精为黑眼……裹撷筋骨血气之精而与脉并为系，上属于脑，后出于项中"（《灵枢·大惑论》）的理论，并结合自己的临床实践经验，首倡察目验伤之法。他在《跌损妙方·左右论》中说："凡受伤不知左右……即看眼珠，亦可知其定所，乌珠色丑者伤在左，白珠色丑又加大红者伤在右。左属肝，右属肺，乌珠属肝，白睛属肺，瞳仁属肾。"异远真人根据《黄帝内经》眼科"五轮学说"所创的内伤病位诊断方法，对少林伤科乃至明清骨伤学都产生了深远的影响。如清代伤科名医胡廷光《伤科汇纂·辨生死》中即运用了"望眼诊治法"："一看两眼，眼白有血筋，腹内必有瘀血。筋多瘀多，筋少瘀少，两眼活动者有神易治，两眼无神难治。"这些都是受到真人的启发，对真人所倡察目验伤方法的继承和发展。

少林伤科用药主张轻灵平和，反对妄投猛剂，一味攻伐，注重临诊加减，倡导"圆机活法"。故对于跌打外伤的治疗上多用辛平、微温、甘凉等散瘀之品，如当归、生地、乳香、没药、赤芍、三七、槟榔等，而极少用峻猛攻伐之剂。

少林伤科用药除主张轻灵平和外，也十分注重引经药物的使用。如异远真人《跌损妙方·用药歌》曰："归尾兼生地，槟榔赤芍宜；四味堪为主，加减任迁移；乳香并没药，骨碎以补之；头上加羌活，防风白芷随；胸中加枳壳，枳实又云皮（紫荆皮）；腕下用桔梗，菖蒲浓朴治；背上用乌药，灵仙妙可施；两手要续断，五加连桂枝；两胁柴胡进，胆草紫荆医；大茴与故纸，杜仲入腰支（通"肢"）。"即选用药性平和的生地、归尾、赤芍、槟榔为主药，然后又根据损伤的部位及药物归经随症加减，如头部损伤加羌活、防风、白芷；胸部受伤加枳壳、枳实、紫荆皮；两胁受伤加柴胡、龙胆草、紫荆皮。这既是数百年来少林派治伤方药的基础，又是伤科临床应用引经药的典范。

少林伤科，渊源于魏晋，成长于唐宋，形成发展于明清时期，它与少林武术的发展息息相关，是少林"禅武医"的重要组成部分。历代高僧参禅习武、传承医术，即充分体现了佛教惩恶扬善、慈悲为怀、普度众生的教义，也是医者悬壶济世、仁者爱人的重要体现。

四、怀药、怀药贸易与百泉药会

（一）四大怀药

"橘生淮南则为橘，生于淮北则为枳，叶徒相似，其实味不同。"（《晏子春秋》）自然生长环境的差异，造就了植物属性的微妙差异，在中医学中，也就有了"道地药材"的说法。

"道""地"两字本指地理概念，是古代的行政区划单位。"道"创设于汉代，与县同级，系指少数民族聚居之偏远地区，《汉书》所谓"有蛮夷曰道"是也。唐太宗贞观元年（627年），依山川形势将全国划为10道，如关内道、剑南道等，后逐渐演化为唐代最高行政区划单位。后世历代王朝对于"道"行政级别虽有调整，但大部分保留了"道"的称呼。"地"，则指地区、地理、地带、地形、地貌等。因此，"道地药材"的称呼则代表了特定地区出产的药物等物品的优良品质。因药物品质直接影响治疗效果，所以历代医家均强调"道地药材"，宋代寇宗奭《本草衍义》"序列"云："凡用药必须择土地之所宜者，则药力具，用之有据……若不推究厥理，治病徒费其功，终亦不能活人。"

焦作，古称覃怀、怀庆府，其地包括今河南省博爱、武陟、温县和沁阳等地。焦作，北依太行，南临黄河，山河相拱，形如怀抱，形成了一片形似牛角的广阔平原，有"三百里怀川"的称誉，而怀庆府也因此得名"怀"。山水奇秀的"覃怀"，也造就了闻名海内的"四大怀药"——山药、牛膝、地黄、菊花。

今焦作境内沁阳神农山一带，至今还保留有"山药沟""地黄坡""牛膝川""菊花坡"等地名。

对于地黄、牛膝、菊花、山药四种药物产地的记载，最早见于《名医别录》一书。书云"菊花，生雍州川泽及田野"，"地黄生咸阳川泽黄土者佳"，"牛膝生河内川谷及临朐"，"（山药）生嵩高山谷"。雍州，相当于今陕西以西地区；咸阳，即今陕西咸阳地区；河内，即怀庆；临朐，即今山东临朐县；嵩高，即今嵩山。由此可见，现今的"四大怀药"除牛膝外，其余三味药物原产地均非怀庆，也即今焦作地区。之所以并称"四大怀药"，恐与其后世的栽培、引种有关。

古代中国，是世界农业最发达的国家，对于野生植物的人工种植培育已有了成熟的经验。由于医药学的不断发展，药材的引种栽培也相应出现。汉代，在长安已经有了专门的引种园，并种有红花等药材；隋唐时期，药材栽培更是有了较大的突破。隋代在太医署下设"主药""药园师"等官职，主管药物的种植与栽培。而关于"怀药"的引种栽培，最早见于北魏贾思勰的《齐民要术》，该书首次记载了地黄的栽培方法。山药，虽产于嵩洛，但在宋代已遍布河南大部分地区，宋代苏颂的《本草图经》言"（山药）今汴、洛种之极有息"，已成为当时著名的经济作物。牛膝、菊花的栽培则见于明代李时珍的《本草纲目》，如"牛膝，唯北土及川中人家栽莳者良"，"甘菊，始生于山野，今则人皆栽之"。由此可见，早在明代之前，四大怀药在河南省已有广泛种植。到了清代，四大怀药的种植更是蔚然成风，清乾隆五十四年（1789年），怀庆府河内县县令范照黎曾这样描绘"乡民种药是生涯，药同都将道地夸。薯蓣篱高牛膝茂，隔岸地黄映菊花"，生动真实地描绘了古怀地区广泛种植怀药的场面。

四大怀药的推广运用不仅因其种植广泛，更因其疗效的突出。如地黄一味，明代李时珍的《本草纲目》："今人以怀庆地黄为上。"陈嘉谟的《本草蒙筌》："怀庆山产者，禀北方纯阴，皮有疙瘩而力大。"清代医家吴仪洛的《本草从新》："以怀庆肥大而短，糯体细皮菊花心者为佳。"清代医家汪昂在《本草备要》中言："干地黄……北方生者纯阴力大，以怀庆肥大菊花心者为良。"均对怀庆地黄推崇有加。

明代医家张景岳，更是将怀地黄在临床治疗中的运用发挥到了极限，不但详细论述了怀庆熟地黄补精益血的显著功效，还特别强调了熟地在配伍其他药物后的独特疗效，可谓是得心应手，炉火纯青。

张景岳认为："熟地味甘微苦，味厚气薄，沉也……大补血衰，滋培肾水，填骨髓，益真阴，专补肾中元气，兼疗藏血之经……性平，禀至阴之德，气味纯正，故能补五脏之真阴。""诸经之阴血虚者非熟地不可。"在其所治方剂中，屡屡运用"大怀熟"配合当归，以起到"补血养阴"的作用，《景岳全书·新方八阵·补阵》的29首方剂中，运用熟地者竟有22方，剩余7首方剂中，仍有3首在病症的加减中运用了熟地。张景岳还说"阴虚而水邪泛滥者，舍熟地何以自制"，"阴虚而真气散失者，舍熟地何以归源"，"阴虚而精血俱损，脂膏残薄者，舍熟地何以厚肠胃"，认为熟地有补真阴、益元气、厚肠胃的作用。

另据现代药理研究，梓醇是地黄中的主要有效成分之一，据分析测试结果得知，怀地黄中的梓醇高于其他产地的样品，这也是怀地黄成为道地药材的原因之一。

牛膝，本为怀庆府特产，《名医别录》已有"牛膝生河内川谷及临朐"的记载。到了宋代，怀牛膝的效用已广为医家所推崇，苏颂在《本草图经》云："牛膝，生河内川谷及临朐。今江、淮、闽、粤，关中亦有之，然不及怀州者为真。"一个"真"字，透彻地说明了怀牛膝在医家心目中的地位。

山药，以产于沁阳山王庄大郎寨的"郎山药"为最优，明洪武二十四年（1391年）即已被列为贡品。据清道光十三年（1883年）《河内县志》载："蔬之属曰薯蓣称菜山药，药之属薯蓣为药山药，又称铁棍山药，供药用，产于怀庆府者优。"在临床上有许多以山药为主的方剂，如张仲景的薯蓣丸，《太平惠民和剂局方》中的"无比山药丸"；而张锡纯对怀山药更是情有独钟，在《医学衷中参西录》第一卷"治阴虚劳热方"中，创制11首方剂，其中有9首方剂重用怀山药，用以治疗各种虚损病症，效若神应。

1914年，河南"怀药"曾走出国门，参加了在美国旧金山举行的"万国商品博览会"，获得了较高的国际声誉。时至今日，四大怀药更是蜚声国内外，且已化身千百，走入了寻常百姓之家。

（二）怀药贸易

"货殖之利，工商是营"。明清时期，特别是清代中期，中国工商业获得了飞速发展，北到俄罗斯，南到东南亚诸岛，无不活跃着中国商人的影子，徽商、晋商、闽商、粤商、浙商，一个个以经营地域特产为主，以家族关系为纽带的商业组织——商帮，逐渐兴起，从而成为明清时期河南工商业发展的主流。

怀庆府（今焦作地区），"土旷民殷，号称小江南"（明代李贤等《大明一统志·怀庆府》）。"太行北峙，沁水东流，近带黄河，远揖伊洛，舟车都会，号称陆海。"（明代陈宣修《河南郡志》）"温（县）产惟木棉为多，民间纺织无问男女，每集蚩氓抱布而贸者满市。远商来贸，累千累百，指日而足，贫民全赖于是。"怀庆府土质肥厚，出产中药材49种之多，又是著名的"四大怀药"产地。优越的水陆交通条件、丰富的物产，最终形成了以怀庆府所辖河内县、武陟县、孟县、温县等地商人为主组成的，具有严密组织规则、运营模式的商业行帮——怀帮。

明清时期的河南工商业，虽未形成诸如徽、晋、闽、粤、浙等以省命名的大规模商业组织，但以"怀帮"为主体的河南工商业组织，也取得了骄人的经济成就。清末，"河、武、温、孟诸县经商者，几遍亚洲，不第中国已也"，而"集资巨万者，颇不乏人"。（郭学忠《河南辉县地理志》）[1]

"怀帮"的出现与"四大怀药"有着密切的关系。元末明初，以地黄、牛膝为首的"四大怀药"逐渐驰名全国，从最开始的贩售于城乡集市与庙会，到设铺经营，怀药逐渐奠定了其在药材市场中的地位。又经过明代近300年的发

1.郭学忠.河南辉县地理志［M］.台北：柏杨工作室，1993.

展，到明末清初时期，怀庆府各县已是牙行林立，店铺遍地，怀药贸易日渐发达。由于便利的交通条件，广阔市场的吸引，怀庆商人逐渐走出了狭小的怀川，将眼光投向了国内市场。至此，以怀庆府所属各县商人组成的、以经营怀药为主的怀庆商帮，即"怀帮"，最终得以形成。

怀商的贸易范围，在怀庆府本地多依托地利，以经营"四大怀药"为主，主要负责怀药的收购、初期加工等，又辅以粮油、煤炭、竹器、杂货等。从而形成了以药为主、多种经营的局面。而在外埠则主要以"四大怀药"为主要经营品种。

明初，伴随着"四大怀药"的兴起，怀庆府的中药材市场已初具规模。到了清代中期，当时的怀庆府城，已是行栈丛立，店铺遍地，怀庆府的中药材贸易走向鼎盛时期，一跃成为全国"五大"（武汉、安国、樟树、禹州、怀庆）中药材集散地之一。据有关史料统计，清代乾隆年间，怀庆府主要药行有协盛全、杜盛兴、齐合盛、皇甫万盛、合盛元等百余家。清末以至民国，历经世乱，城内主要药行尚存协丰、协兴、保和堂、永春堂、同合堂、致和堂等50余家。

协盛全，由河内县清化镇刘村（今河南博爱县刘村）李逢经于乾隆初年创办。李氏以运送药物、赚取脚力起家，后积少成多，遂在清化镇开设药店，经营药材零售，后逐渐发展为收购、加工一体，以经营药材为主、兼营生活日杂用品的巨商。全盛时期有店铺100余家，覆盖豫、冀、津、沪、鄂、湘、川、赣、陕、山等数十个地区。总号也由清化镇，一迁至开封，再迁至汉口。

杜盛兴，又名"会盛兴"，由河内县清化镇邬庄村（今河南博爱县邬庄村）杜氏创办。清康熙时，杜氏随本村来家"来盛公"商号赶会祁州贩卖怀药，后转为自己经营，由于经营有方，成为主营怀药、麝香、朱砂等名贵药材的巨商。

康熙二十五年（1686年），禹州药市复兴，经营怀药的"怀帮"，依托地利之便将怀药打入禹州市场。"屈同仁""协盛全"等怀药商号相继在禹州设立分号。

康熙年间，祁州（今河北安国）春、秋两季药会兴起，成为涵盖北方数省的有名药市，各地药商纷纷云集，怀药商人也因势发展，凭借"四大怀药"的名望，童叟无欺的经营品质，一举打入祁州药市，迈出了走出河南的第一步。

怀药贸易的发展，资本积累的丰厚，也使"怀帮"的怀药贸易逐渐扩展至全国，形成了南到湖广，北达天津，东至冀鲁，西赴川陕，覆盖全国的营销网络。以天津为例，当时，"怀帮"药商，在天津设有分号的商家有"同德药行""协盛全""杜盛兴""新复兴"等药行，专营"四大怀药"，总存货量竟达万件以上。"同德药行"还在香港设有分号，专门办理怀药出口交易。

随着贸易的发展，为了方便广大客商存放货物和相互交流商业信息，也为接待商户起见，怀帮每到一地，均建有专门负责怀帮经营的管理机构——怀庆会馆。现有资料可查的怀庆会馆，河南省内有开封覃怀会馆、禹州怀庆会馆、禹州十三帮会馆、赊店怀庆会馆、周口覃怀会馆，河南省外有湖北武汉怀庆会馆、湖北汉口覃怀中州会馆、天津怀庆会馆、北京怀庆会馆、安徽亳州怀庆会馆、湖北光化县怀庆会馆、湖北樊城怀庆会馆、江苏吴县覃怀会馆。

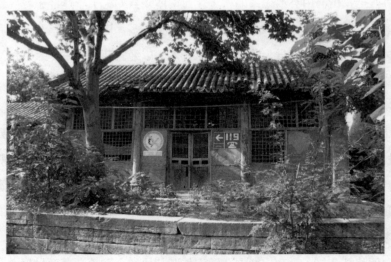

禹州十三帮会馆

会馆既是商号联络交易之处，也是怀帮商会的办事机构，负责统筹协调全行业怀药销售、制定并监督行业规则的实施事宜。会馆下设会长1人，又称会首，副会长2～3人，会计1人，各职务人选均由全行业进行推选。会馆相应开支用度，亦由全行业分摊。怀帮会馆的成立有效防止了行业垄断、哄抬药价等投机行为，维护了怀药行业的声誉。

随着怀药贸易的发展，由会馆举办的怀药大会兴起。怀药大会每年举办两次，分别是农历的五月二十和九月初九，但具体起于何时未见诸记载，会期一般为15天。最初位于沁阳城内天鹅湖南侧的药王庙，每到药会时节，各地药商纷至沓来，开展怀药交易。随后，怀帮怀药大会也相继在其他销售区域举办，如武汉，分别在每年农历四月二十八日、八月二十日举办两次药材交易大会。

怀帮商人以“怀药”致富，却也不忘反哺乡里，造福桑梓，热衷于社会公益事业。如河内人李庚，经商有了积蓄后，“曾立乡学，延请名师敬之，以故老生宿儒，均乐与之往来，其课子最严，子（李）涧源能承父志，刻苦读书，名声斐然，道光元年岁贡生”（《道光河内县志·孝义传》）。“协盛全”的主人李逢经在刘村也办有义学。除兴办义学外，怀帮商人也时常慷慨捐赠，乐善好施，解危救难。乾隆年间，开封大水，孟县人张炳熠“挟金，约贫者于佛寺，赒赅之，患平乃止”（《嘉庆续济源县志·人物》）。

怀帮因怀药而兴起，也正是因为怀帮商人们卓有成效的经营才使得怀药遍及大河上下、长城南北，享誉海内外，才使得怀药走进了千家万户。

（三）百泉药会

百泉，历史悠久，因此地泉水众多而得名。其建城历史可考者已有3 000余年。《荀子·儒教》篇中记载：“武王之诛纣也……朝食于戚，暮食于百泉。”《荀子》书中之百泉，即今之河南辉县市百泉镇。今日的百泉，为人们津津乐道的是已有数百年历史的百泉药会。

百泉，紧靠太行山余脉苏门山，北有群山，南富清泉。优渥的地理环境造就了资源丰富的辉县药产，主产山楂、柴胡、连翘、丹参及珍稀药材黄雪莲、红豆杉等道地中药材，素有"天然药库"之称。据清道光十五年（1835年）《辉县志》记载，"药之属：多产于山，有黄精、知母、天冬、麦冬、黄芩、苍术、大黄、桔梗、柴胡、升麻、防风、木通、葛根、草乌、藁本、栝楼、连翘、山楂、猪苓、何首乌、五灵脂、夜明砂、山茱萸、五味子、淫羊藿等。平地有苍耳、木贼、地黄、紫苏、薄荷、荆芥、山药、枸杞、蒲黄、地丁、香附、蓖麻子、车前子、金银花、益母草、豨莶草、地骨皮、天花粉、菟丝子、柏子仁、旋覆花、酸枣仁，种类甚多"。天然的药材宝库为百泉药会的形成奠定了基础，也就有了"春暖花开到百泉，不到百泉药不全"的赞誉。

关于百泉药会还有一个美丽的传说。百泉风景秀丽，泉水众多，汩汩泉水，汇流成川，是卫河的源头，每年农历四月，卫河流域的百姓总要聚集百泉，祭祀河神，祈祷太平，于是逐渐形成了庞大的庙会。明洪武七年（1374年），一个南方药商带着数百种中草药，不远千里来到百泉。谁想一连数日并无人购买药材，盘费也将用尽，药商无奈之下，信步走上了苏门山，巧遇一个与其遭遇相同的北方药商，二人相谈之下，各自查看所带药物，解囊交易，并商定来年四月各自联络商友前来百泉交易。次年四月，即明洪武八年四月，二人如期而至，互通南北药材，百泉药会自此开始。

真实的百泉药会，是从古老的"卫源"庙会逐渐发展起来的，距今已1 000多年。

卫河，海河的主要支流之一，百泉丰富的泉水资源是卫河的主要发源地。卫河的存在，滋养了百泉大地，古人感念于自然的恩赐，于隋代大业年间（605—618年），在泉池的北岸，苏门山麓修建了"卫源庙"，用以敬祀卫河河神，河源庙会因之兴起。据传，农历四月初八是释迦牟尼佛诞辰，从此每年四月初八就成了百泉的定期庙会举办日。卫源庙，几经兴废，北宋庆历，金明昌，元至治、至正，明嘉靖年间相继进行维修，清康熙、雍正、乾隆、道光年间也曾先后修葺。

相传，唐宋时期，就有南北客商携带药材到百泉灵源公庙会上进行现货交易。据百泉旧志记载，元末明初这里已形成以中药材交易为主的庙会。届时"四方贸易者皆至"。据山西商人刻于清乾隆四十三年（1778年）的卫源庙"拜亭"石柱刻铭记载，明洪武八年（1375年），明太祖钦定四月初八亲祭神明，令起庙会，也可为佐证。

此后，得到官方支持的百泉药会愈加兴盛，药材交易更为繁荣，原来只有一天的祭神庙会，延期至10余天。各地药商慕名而来，药材交易量逐渐增加。清康熙二十九年（1690年）的《辉县志·风俗篇》有"四月初八祀卫源庙，四方货物，辐辏云集"的记载。康熙五十七年（1718年），由陕西西安府华阴县药商与河南怀庆府河内县药商共同捐资所立《创建药王庙碑记》云："兹共城西北寓苏门山麓，每春末夏初，为南北药商交易之所，独无庙以妥神，众商顶礼无地，固心所歉然不安也。爰公同立议，捐资储金，创建庙宇……中塑三真人像。逢会瞻拜，报神功也，歆神德也。" 道光十五年（1835年），由辉县知县周际华所纂《辉县志》记有："四月八日，祭卫源神庙，四方贸易者皆到，南北药材，亦聚十余日始散。"可以想见百泉药会之盛。

清朝至民国时期，历年参加大会贸易的药商主要有"彰德帮""怀庆帮""山西帮"等各大药行。各帮依据地域特色各有独特的经营方式和特点，经营品种也不尽相同。"彰德帮"商号有"双和义""德和庆""中盛店""广恒""福泰公"等药行，经营药品范围广泛，达数百种。"怀庆帮"商号有"三和成""曲同仁""人同仁"等药行，主要经营的是"四大怀药"。"山西帮"商号有"广升裕""广庆和""广升远"等药行，主要经营南方贵重药材较多，如珍珠、琥珀、朱砂、肉桂、牛黄、麝香、羚角、犀角等。

另有卫辉府的"敬成裕"，辉县的"大来恒""祥泰""同兴和""永年堂"，道口的"春和祥"，杞县的"双和兴"等各地药商，或自买自销，或调剂药材品种。还有部分散客，多为太行山采集山货的农民。各家商号多采取张设棚口，以药换药，以物换药，或少量药材现金买卖，进行现场交易的方式。

清嘉庆九年（1804年）由各家商号推举，成立了药王会，指定药材交易规章，百泉药会从此有了自发的民间管理机构。药王会的职责：一是负责各商号棚口的具体开设；二是解决各商号的贸易纠纷，如货物的真伪、斤秤大小等事宜；三是负责交易货款的清算与会费的收取。

中华人民共和国成立之后，尤其是改革开放之后，百泉药会获得了全新的生机。1980年春，辉县政府决定恢复百泉药会，成立了百泉药材交流大会委员会，采取了一系列改革措施。1980年，"百泉药会"被国家有关部门列为全国三大药会之一、十大药市之一。百泉药会这一全国性药材交易盛会的地位，再次得以确立与巩固。

1993年，百泉药会进入了鼎盛时期，参会人数5万余人，成交额24亿元。2008年，药市习俗（百泉药会）入选为国家级非物质文化遗产。

百泉药会，以其悠久的历史积淀，深厚的文化底蕴，成为中华民族传统中医药文化的有机组成部分，也成为中原大地一朵经久不衰的中医药文化奇葩。

北宋皇帝医药卫生政令纪事年表

宋太祖赵匡胤（960—976年在位）

建隆元年（960年）

自建隆以来，近臣皇亲诸大校有疾者，必遣内使挟医疗视。边郡屯帅多遣医官、医学行，三年一代。暑月，即令官医合药，与内侍分诣城门寺院散给军民。（《宋史》卷四六一）

建隆二年（961年）

五月癸亥以皇太后疾，赦杂犯死罪已下。（《宋史》卷一）

建隆三年（962年）

正月庚申以丧不受朝贺。（《宋史》卷一）

正月癸未幸国子监。（《宋史》卷一）

二月甲午诏：自今百官朝对，须陈时政利病，无以触讳为惧。（《宋史》卷一）

二月壬午上谓侍臣曰："朕欲武臣尽读书以通治道，何如？"左右不知所对。（《宋史》卷一）

乾德元年（963年）

七月戊午唐、邓之俗，家有病者，虽父母亦弃去，弗省视。武胜节度使张永德请严禁之……上喜其意。（《续资治通鉴长编》卷四）

七月己未"诏民有疾而亲属遗去者罪之"。（《宋史》卷一）

七月癸亥湖南疫，赐行营将校药。

禁唐、邓家弃去病者之俗。（《宋史》卷一）

闰月己酉命太常寺考校翰林医官艺，黜其艺不精者二十二人。（《宋史》卷一）

乾德四年（966年）

五月丁丑诏：蜀郡敢有不省父母疾者罪之。（《宋史》卷二）

六月丙午诏：人臣家不得私养宦者……士庶敢有阉童男者不赦。（《宋史》卷二）

七月丙寅诏：蜀官将吏及姻属疾者，所在给医药钱帛。（《宋史》卷二）

开宝四年（971年）

诏：……求访医术优长者，咸籍其名，仍量赐装钱。（《宋大诏令集》卷二一九）

开宝五年（972年）

正月庚子前卢氏县尉，鄢陵许永年七十有五，自言父琼年九十九，两兄皆八十余，乞一官以便养。因诏琼厚赐之，授永鄢陵令。（《宋史》卷三）

开宝六年（973年）

诏：尚药奉御刘翰，道士马志，翰林医官翟煦、张素、王从蕴、吴复圭、王光祐、陈昭遇、安自良等九人详校诸本……撰《开宝详定本草》。御制序镂版于国子监。（《中国医籍考》卷十）

李昉序：又逾四百，朱字墨字，无本得同；旧注新注，其文互阙。非圣主抚，……下采众议，定为印板。乃以白字为神农所说，墨字为名医所传，唐附、今附，各加显注，详其解释，审其形性。证谬误而辨之，署为今注，考文记而述之者，又为今按。义既判定，理亦详明……广颁天下，传而行焉。（《宋史》卷四六一）

开宝七年（974年）

诏：以新定本草所释药类或有未允，又命刘翰、马志等重详定，颇有增损，仍命翰林学士李昉等重看详。……名《开宝重定本草》。颁行天下。（《宋史》卷四六一）

开宝八年（975年）

诏：以方书、本草给（琼州民俗无医，疾病只求巫祝）之。（《续资治通鉴长编》卷十六）

开宝九年（976年）

七月丙子幸京兆尹光美第视疾。（《宋史》卷三）

乾德改元，受命杜太后，传位太宗。太宗尝病亟，帝往视之，亲为灼艾，太宗觉痛，帝亦取自灸，每对近臣言，太宗龙行虎步，他日必为太平天子，福德吾所不及云。（《宋史》卷三）

宋太宗赵光义（976—997年在位）

太平兴国元年（976年）

诏：王怀隐（道士）还俗，命为尚药奉御，迁至翰林医官使。（《宋史》卷四六一）

诏：贾黄中集《神医普救方》。（《宋史》卷二六五）

太平兴国三年（978年）

诏：翰林医官院，各具家传经验方以献，又万余首，命王怀隐与副使王讯等参对编类。……太宗御制序，赐名《太平圣惠方》，仍令镂版颁行天下，诸州各置医博士掌之。（《宋史》卷四六一）

太平兴国六年（981年）

十月丙戌诏：校历代医书。（《宋史》卷四）

诏：贾黄中等，于崇文院，编录医书。（《宋史》卷二六五）

十二月癸酉诏：购求医书。（《宋史》卷四）

诏：令全国"太医之方，以十全为上，神农之药，有三品之差，历代之议论实繁，生人之性命攸系，比令编纂，多所阙遗，宜行购募之文，用申康济之意，宜令诸路转运司，遍指挥所辖州府，应士庶家有前代医书，并许诣阙进纳，及二百卷以上者，无出身与出身，已任职官者亦与迁转。不及二百卷，优给缗钱赏之"。（《宋大诏令集》卷二一九）

太平兴国七年（982 年）

御制《太平圣惠方》序："朕闻皇王治世，抚念为本"；"朕昔自潜邸，求集名方……兼收得妙方千余首，无非亲验，并有准绳，贵在救民，去除疾苦"；"朕尊居亿兆之上，常以百姓为心……所以亲阅方书，俾令撰集，冀溥天之下，各保遐年，同我生民，跻于寿域，今编勒成一百卷，命曰《太平圣惠方》，仍令雕刻印版，遍施华夷"。（《中国医籍考》卷四十五）

诏：解除海舶输入药物木香等三十七种禁令，并公布乳香等八种药物为官府专卖。（《宋会要辑稿》"职官"四四一）

诏：遣使分往南海诸国博买香药。（《宋史》卷一八六）

上以《马医良方》赐近臣。（《宋史》卷一九八）

雍熙二年（985 年）

岭南风俗乖异，病不求医，杀人祭鬼。太宗命："深宜化导，使之俊革。"（《续资治通鉴长编》卷廿六）

雍熙三年（986 年）

十月贾黄中等奉敕撰成《神医普救方》，千卷，目录十卷，御制序。颁行。（《中国医籍考》卷四十五）

雍熙四年（987 年）

五月丁亥诏：诸州送医术人校业太医署。（《宋史》卷五）

九月癸亥校医术人，优者为翰林学生。（《宋史》卷五）

淳化三年（992 年）

五月戊申诏：以民多疾疫，令太医署选良医十人，分于京城要害处，听都人之言病者，给以汤药。扶疾而至者，即与诊视，赐太医钱五十万，分给为市药之直，中黄门（一作遣内侍）一人，往来按行之。（《宋大诏令集》卷二一九；《宋史》卷五）

十一月己未诏：禁两浙诸州巫师。（《宋史》卷五）

《太平圣惠方》编成，颁行。诏：行《圣惠方》，仍本州选医术优长治疾有效者一人，给牒补充医博士，令专掌之，吏民愿传写者并听。（《宋大诏令集》卷二一九）

淳化四年（993年）

诏：囚有病者，勾当医人看治，省视汤药，日具增损由极。（《宋会要辑稿》"职官"五十五）

淳化五年（994年）

六月都城大疫，分遣医官煮药治病者。（《宋史》卷五）

六月京师疫，遣太医和药救之。（《宋史》卷六十二）

宋真宗赵恒（998—1022年在位）

咸平元年（998年）

因黄州守王禹偁请求，诏，于诸路置病囚院，医治徒流以上有病疾之罪犯。

咸平三年（1000年）

明德太后不豫，召冯文智侍医，即愈，加尚药奉御，后直翰林医官院。（《宋史》卷四六一）

咸平四年（1001年）

咸平中，有军士尝中流矢，自颊贯耳，众医不能取，医官阎文显以药傅之，信宿而镞出，上嘉其能，命赐绯。（《宋史》卷四六一）

十月甲子诏：……应中外官及民庶家，有馆阁所少书籍，并令进纳，每卷给千钱。及三百卷以上，当量材录用。（《宋大诏令集》卷一五八）

咸平六年（1003年）

五月癸丑京城疫，分遣内臣赐药。（《宋史》卷七）

十二月甲戌万安太后不豫，诏求良医。（《宋史》卷七）

景德元年（1004 年）

六月壬午暑甚，诏罢京城工役，遣使赐喝者药。（《宋史》卷七）

七月庚子益都民李仁美、国凝母皆百余岁，诏赐粟帛。（《宋史》卷七）

先后诏：沙门洪蕴、僧法坚，以其医术知名京师，尝赐紫方袍。（《宋史》卷四六一）

景德三年（1006 年）

七月壬子赐广南《圣惠方》，岁给钱五万，市药疗病者。（《宋史》卷七）

禁用医书与外国交换货物。（《中华医史杂志》1955年4期）

景德四年（1007 年）

四月癸酉诏：岭南官除赴以时，以避炎瘴。（《宋史》卷七）

九月壬申赐畿县《圣惠方》。（《宋史》卷七）

大中祥符元年（1008 年）

正月己巳诏：黎、雅、维、茂四州官，以地二年一代。（《宋史》卷七）

大中祥符二年（1009 年）

四月戊子昇州火，遣御史访民疾苦。（《宋史》卷七）

四月壬寅诏：医官院处方并药，赐河北（北界人多腮肿而死，民多南徙）避疫边民。（《宋史》卷七）

七月诏：置养病院。（《续资治通鉴长编》卷七十二）

九月甲戌遣使赐戎、泸军民避瘴药。（《宋史》卷七）

大中祥符三年（1010 年）

四月乙卯陕西民疫，遣使赍药赐之。（《宋史》卷七）

五月壬午以西凉府觅诺族瘴疫，赐药。（《宋史》卷七）

西凉府觅诺族瘴疫，赐首领温逋等药。（《宋史》卷四九二）

大中祥符五年（1012 年）

上以禁中苏合香丸赐近臣。（《中国医籍考》卷四十五）

大中祥符七年（1014 年）

诏：自今诸路送罪人赴阙及往他州县者。……病者，牒所至州县，遣医疗治。（《续资治通鉴长编》卷八十三）

天禧二年（1018 年）

八月丁未内出郑景岫《四时摄生论》，陈尧叟《集验方》，示辅臣，上作序，纪其事，命有司刊板，赐广南官，仍分给天下。（《玉海》卷六十三；《宋史·陈尧叟传》）

天禧五年（1021 年）

大中祥符八年（1015年）及天禧五年（1021年），高丽两次乞《圣惠方》等书，帝诏并赐之。（《宋史》卷四八七）

宋仁宗赵祯（1023—1063 年在位）

天圣元年（1023 年）

仁宗初纳光献皇后……后有疾，国医不效，帝曰：后在家，用何人医？后曰：有疾服孙用和药辄效，寻召用和，服其药果验。用和迁尚药奉御。（《中国医籍考》卷四十五）

命：自今师巫以邪神为名，屏去病人衣食、汤药，断绝亲识，意涉陷害者，并共谋之人，并比类咒诅律条监之。（《续资治通鉴长编》卷一〇一）

天圣四年（1026 年）

先是上谓辅臣曰：世无良医，故夭横者众，甚可悼也。张知白对曰：古方书虽存，卑多舛谬，又天下学医者，不得尽见。上乃命集贤院校理晁宗悫、王举正等，校《黄帝内经·素问》《难经》《巢氏病源》（《诸病源候论》）。

次年松勘完成，令国子监摹印颁行。（《续资治通鉴长编》卷一〇五）

尚药奉御王惟一，奉（仁宗）召：精意参神，定偃侧于人形……上又以古经训诂至精，学者是执多失，传心岂如会目，著辞不若案形，复令创铸铜人为式，内为脏腑，旁注溪谷，名曰：《新铸铜人腧穴针灸图经》，肇颁四方，景式历代。（《铜人腧穴针灸图经·夏竦序》）

天圣五年（1027 年）

仁宗尝诏：惟德（即王惟一）考次针灸之法，铸铜人为式，医官院上所铸铜人式二。令一置医官院，一置大相国寺仁济殿。（《铜人腧穴针灸图经·夏竦序》）

国子监将晁宗懿等校定的《黄帝内经·素问》《难经》《诸病源候论》摹印颁行。（《玉海》卷三十六）

天圣七年（1029 年）

先是上以针砭之法，传述不同，命尚药奉御王惟一，考明气血经络之会，铸铜人式，又纂集旧闻，订正讹谬，为《铜人腧穴针灸图经》三卷，至是上之，摹印颁行，……赐诸州。（《玉海》卷三十六）

又刻针灸经于石，其碑之题篆，则宋仁宗御书。（《中国医籍考》卷二十一）

诏：天下孤、独、疾病之民，所在为致医药存视之。

景祐元年（1034 年）

仁宗不豫，侍医数进药不效，人心忧恐。冀国大长公主荐。许希针心下包络之间，帝疾愈，命为翰林医官。希请以所得金，兴扁鹊庙，帝为筑庙于城西隅……因立太医局于其旁。（《宋史》卷四六二）

仁宗寝疾，下召草泽，始用针自脑后刺入，针方出，开眼曰：好惺惺。翌日，圣体良已，自称其为惺惺穴（风府）。（《古今图书集成·医部全录》卷五〇七）

景祐三年（1036 年）

正月甲子以广南兵民瘴毒，为置医药。（《宋史》卷十）

景祐四年（1037 年）

许：苏舜卿奏，于州郡置悲田养病坊，州郡并以曹官领之。（《苏学士集》卷十一）

庆历二年（1042 年）

五月丙辰诏：翰林医官有劳者止还本院官，毋得换右职。（《宋会要辑稿》第七九册；《宋史》卷十一）

庆历四年（1044 年）

三月二十五日诏：国子监于翰林医官院选能讲说医书三五人为医师，于武成王庙讲说《素问》《难经》等文字，召京城习学生徒听学。（《宋会要辑稿·职官二十二》《宋会要辑稿·职官三十五》）

范仲淹奏：准于太常寺，始建太医局，培养医师，学习《素问》《难经》《脉候》《修合药饵》《针灸》等，凡医师未经太医局师学，"不得入翰林（医官）院"。（《范文正公文集》卷二）

诏：命辅臣"前调发军士，往湖南捕捉蛮贼，方夏瘴热，罹疾者众，宜令医官院遣医学一员，驰往诊视之"。（《续资治通鉴长编》卷一四八）

庆历六年（1046 年）

二月十一日诏：医官院令差入国医官不以名次选人……兼恐贻外国轻笑，故有是诏。（《宋会要辑稿·职官三六》）

四月甲寅，遣使赐湖南戍兵方药。（《宋史》卷十一）

六月丙寅，以久旱，民多渴死，命京城增井三百九十。（《宋史》卷十一）

夏，仁宗顾辅臣曰：官军久戍南方，夏秋之交，瘴疠为虐，令太医定方和药，遣使给之。（《宋史》卷四九）

闽俗左医右巫，疾家依巫作祟，而过医之门，十才二三，故医之传益少。……酌其便于民用者，得方六千九十六……书何《圣惠选方》誊载于版，列牙门之左右，所以道圣主无穷之泽。……亦刺史之要职也。（《中国医籍考》卷四十五）

庆历八年（1048 年）

二月癸酉，颁《庆历善救方》。（《宋史》卷十一）

以南方病毒者，乏方药，为颁《（庆历）善救方》。（《玉海》卷六三）

诏：以福州奏狱医林士元，药下蛊毒，人以获全，录其方，令国医类集，附议（按指《庆历善救方》）。颁行。（《中国医籍考》卷四十五）

皇祐元年（1049 年）

二月廿八日（王安石）伏读《善救方》……谨以刻石，树之县门外左，令观赴者自得，而不求有司云。（《临川文集》"庆历善救方序"）

仁宗在位，哀病者乏方药，为颁《庆历善救方》，知云安军王端清，官为给钱和药予民，遂行于天下。（《宋史》卷一七八）

尝因京师大疫，命太医和药，内出犀角二本，析而视之，其一"通天犀"，内侍李舜举，请留供帝服御。帝曰："吾岂贵异物而贱百姓？"竟碎之。又斸公私僦舍钱十日，令太医择善察脉者，即县官授药，审处其疾状予之，毋使贫民为庸医所误，夭阏其生。（《宋史》卷一七八）

二月戊辰，以河北疫，遣使颁约。（《宋史》卷十一）

七月己未，诏：诸州岁市药，以疗民疾。（《宋史》卷十一）

十一月丙申诏：河北被灾民，八十以上，笃疾不能自存者，人赐米一石，酒一斗。（《宋史》卷十一）

皇祐三年（1051 年）

五月乙亥诸路饥疫，诏：颁《简要济众方》，命州、县长吏，按方剂以救民疾。（《宋史》卷十二）

苏轼跋……忧下民之疾疹，无良剂以全济。于诏太医集名方，曰：《简要济众》……镂版模印，以赐郡县……圣泽壅而不宣，吏之罪也，乃书以方版，揭之通会，不独流传民间，痊苛愈疾，亦欲使人知上恩也。（《中国医籍考》卷四十五）

国家诏儒臣，校正医书，臣孙兆承命……尽所闻见，以修正之《外台秘要》，总四十卷。（《中国医籍考》卷四十三）

至和元年（1054 年）

正月壬申碎"通天犀"和药以疗民疾。（《宋史》卷十二）

二月庚子诏：治河堤民有疫死者，蠲户税一年，无户税者，给其家钱三千。（《宋史》卷十二）

至和二年（1055 年）

九月戊辰诏：至今试医官，并问所出病源，须引《医经》《本草》药之州土，主性味畏恶，修制次第，君、臣、佐、使，轻重奇偶条以对，每试十道，以六通为合格。（《宋史》卷十二，《宋会要辑稿》"职官"三六）

嘉祐二年（1057 年）

八月诏：每岁赐诸道节镇、诸州钱有差，命长吏选官和药，以救民疾。（《宋史》卷十二）

十月丙寅诏：翰林医官院自直院以下，定以一百四十二人为额。（《宋会要辑稿》"职官"三十六）

六月庚戌枢密使韩琦奏"朝廷近颁方书诸道，以救民疾，而贫下之家力或不能及，请自今诸道节镇及并、益、庆、渭四州，岁赐钱二十万，余州军监十万，委长吏选官和药，以时给散"，从之。（《续资治通鉴长编》卷一八六）

八月琦又言"医书如《灵枢》《太素》《甲乙经》《广济》《千金》《外台秘要》之类，本多讹舛，《神农本草》虽开宝中尝命官校定，然其编载，尚有所遗，请择知医书儒臣与太医参订颁行"。乃诏：于编修院置"校正医书局"，命直集贤院、崇文院检讨掌禹锡等四人，并为校正医书局官。（《续资治通鉴长编》卷一八六）

命韩琦为校正医书局提举。

诏：掌禹锡、林亿、苏颂等校正本草。（《中国医籍考》卷十）

诏：天下置广惠仓，使老、幼、贫、疾皆有所养。（《宋史》卷一七八）

嘉祐三年（1058 年）

诏："天下郡县，图上所产药，用永徽故事，重命编述……生于外夷者，则据今传闻。"一说强调"各注开花、结果、采集季节送京"，对进口药须"询问市舶客商"。（《本草图经》"苏颂序"）

嘉祐四年（1059 年）

正月辛丑，自去年雨雪不止，民饥寒，死道路甚众。诏：遣官分行京城，视孤、穷、老、病者，人赐百钱，小儿五十，畿县委令佐，为糜粥济饥。（《宋史》卷十二；《续资治通鉴长编》卷一八九）

嘉祐五年（1060 年）

四月二十六日，太常寺言准，诏：详定太医局学生人数，今后报名需投家状（姓名、家世、履历等），使臣或翰林医官、医学一人作保，学生三人结为联保，先在太医局听一年始可参加入学考试，合格者方可补入太医局为正式生。太常寺规定，凡考试"于问义十道中兼问《神农本草》、大方三两道，如虽通他经，于本草全不通者，亦不预收补"。太医局学生限额为百二十名，分为大方脉四十人，风科三十人，小方脉三十人，产科四人，眼科六人，疮肿四人，口齿咽喉科四人，金镞兼书禁一人，金镞兼伤折一人。（《宋会要辑稿》"职官"二十二）

五月戊子诏：京师大疫，贫民为庸医所误，死者甚众，其令翰林医官院选名医于散药处参问疾状而给之。（《续资治通鉴长编》卷一九一）

五月己丑京师地震。（《宋史》卷十二）

五月乙未诏：京城疾疫，其蠲官私房钱十日。（《宋史》卷十二）

五月丁酉诏：三司置宽恤民力司。（《宋史》卷十二）

五月己酉诏王安石为三司度支判官。（《宋史》卷十二）

六月乙亥遣官分行天下，访宽恤民力事。（《宋史》卷十二）

诏：御药院内臣，如当转出而特留者，俟其出，计所留岁月，优迁之，更不许累计所迁资序。非勾当御药院而留者，其出更不推恩。（《宋史》卷一六四）

八月壬申诏：求遗书。（《宋大诏令集》卷一五八）

嘉祐六年（1061 年）

颁行掌禹锡、苏颂、林亿等校正之本草，命名《嘉祐补注本草》（21 卷，载药 1 082 种）。（《中国医籍考》卷十）

嘉祐八年（1063 年）

正月丙寅，命翰林学士范镇提举校正医书局。（《续资治通鉴长编》卷一九八）

三月甲辰，诏前郓州观察推官孙兆，邠州司户参军单骧，诊御脉。上初不豫，医官宋安道等进药，久未效，而兆与骧皆以医术知名，特召之。（《续资治通鉴长编》卷一九八）

三月壬戌，孙兆为殿中丞，单骧为中都令，仍令校正医书，封神应候扁鹊为神应公。宋安道等降官。（《续资治通鉴长编》卷一九八）

宋英宗赵曙（1064—1067 年在位）

四月癸酉上初即位，与辅臣言，皆不名。及将责降医官，有欲为孙兆、单骧地者，言于上曰："先帝初进兆等药，皆有验。不幸至此，乃天命也，非医官所能及。"上敛容曰："闻兆等皆两府所荐，信呼？"对曰：然。上曰："然则朕不敢与和，唯公等裁之。"皆皇恐。

四月甲戌，兆编管池州，骧峡州，同时责降者十二人，独骧、兆得远地云。（《续资治通鉴长编》卷一九八）

四月丙戌以国子监所印……医书赐夏国，从所乞也。（《续资治通鉴长编》卷一九八）

十一月庚戌诏：州军长吏举精于医术者，令赴阙。（《续资治通鉴长编》卷一九九）

治平元年（1064 年）

京师旧置东、西两福田院，以廪老、疾、孤、穷、丐者……。英宗命置南、北福田院，并东、西各广官舍，日廪三百人，岁出内藏钱五百万给其费。其后，增为八百万。（《宋史》卷一七八）

治平四年（1067 年）

正月，内医侍先帝（英宗）疾者，皆坐不谨，贬之。（《宋史》卷十四）

宋神宗赵顼（1068—1085 年在位）

二月诏：提举医官院试堪诊御脉者六人。（《宋史》卷十四）

熙宁二年（1069 年）

京师雪寒。诏：老、幼、贫、疾、无依丐者，听于四福田院，额外给钱收养，至春稍暖则止。（《宋史》卷一七八）

神宗择水官，以（刘）彝东南水利……知虔州，俗尚巫鬼，不事医药，彝著《正俗方》以训，斥淫巫三千七百家，使以医易业，俗遂变。……上加直史馆。（《宋史》卷三三四）

熙宁三年（1070 年）

十二月诏：开封府，收京城内外贫寒、老疾、幼孤、无依乞丐者，分送四福田院，额内人日给钱，候春暖，申中书罢（一作至春暮止）。（《续资治通鉴长编》卷二一八）

熙宁四年（1071 年）

四月丙子诏：置太医丞，请给、佩鱼视殿中省尚药奉御，班叙其下，以处医官之产科、小方脉者。（《续资治通鉴长编》卷二二二）

八月甲寅诏：自今保甲与贼斗死者，给其家钱五十千，有户税者，仍免三年科配；因致废疾者给钱三十千，折伤者二十千，被伤者五千。（《续资治通鉴长编》卷二二六）

智缘，善医察脉，知人贵贱、祸福……上欲授其职，后依王安石言作罢。（同上）

熙宁五年（1072 年）

五月壬辰诏：妃主臣僚为医官乞恩，毋得至直翰林医官院以上。（《续资治通鉴长编》卷二三三）

八月辛丑诏：……内《摄生论》，并药方，惟广南州、军各赐一本，与《圣惠方》同颁之。（《续资治通鉴长编》卷二三七）

熙宁六年（1073 年）

正月庚午中书言：御药院申，昨有旨，诸路冬夏岁赐药尽计直，及降方书下转运司，就合赐之。（《续资治通鉴长编》卷二四二）

十一月丙寅开封府雪寒，京城内外，老、疾、幼、孤无依者，并收养四福田院，自今准此。（《续资治通鉴长编》卷二四八）

熙宁八年（1075 年）

二月己卯诏：闻河东路赈济饥民，多聚一处，太原府舍以空营，约及万人，方春虑生疫疠，其令察访，转运司谕：州、县据人所受粮计日并给，遣归本贯。即自他州县流至，而未能自归者，分散处之。（《续资治通鉴长编》卷二六〇）

熙宁九年（1076 年）

诏：太医局立。以熊本提举，大理寺丞羊骧管勾。后诏：勿隶太常寺，置提举一，判局二，判局选知医事者为之。科置教授一，翰林医官以下与上等学生及在外良医为之。学生常以春试，取合格者三百人为额。太学、律学、武学生，诸营将士疾病，轮往治之，各给印纸，书其状，岁终稽其功绪，为三等第补之。上等月给钱十五千，毋过二十人；中等十千，毋过三十人；下等五千，毋过五十人。多失者，罚黜之。受兵校钱物者，论如监临强乞取法。（《宋史》卷一六四；《宋会要辑稿·职官二十二》）

医学，初隶太常寺，神宗时，始置提举判局官及教授，学生三百人，设三科以教之。曰：方脉科、针科、疡科。凡方脉以《素问》《难经》《脉经》为大经；以《巢氏病源》（诸病源候论）、《龙树论》、《千金翼方》为小经；针、疡科则去《脉经》而增《三部针灸经》。（《宋史》卷一五七、卷一六四）

五月癸亥诏：试医学生。（《宋史》卷十五）

五月壬申诏：安南诸军过岭，有疾者，所至护治。（《宋史》卷十五）

诏：安南营将士疾疫，同知太常礼院王存祷南狱，遣中使建祈福道场。（《宋史》卷十五）

六月，诏：太医局合治瘴药三十种，遣使臣付安南行营总管司。（《宋会要辑稿》"职官"二十二）

太医局设卖药所，亦称熟药所（据王安石市易法，药材与盐、茶、酒同归国家专卖）。（《续资治通鉴长编》卷二八三）

手诏：今岁岭外大热，病瘴者多，方屯兵未解，官吏将校，在彼者众，深虑难于医药，枉致死伤，医官院选差医学三人，赐绢五十匹，遣赴桂林……候及一年差替，经略司具所愈人数，保明闻奏。（《续资治通鉴长编》卷二八三）

熙宁十年（1077年）

六月，卖药所一年收息钱二万五千余缗，得嘉奖。（《宋会要辑稿》第七二册）

元丰元年（1078 年）

四月廿一日诏：太医局选医生十人，给官局熟药，驿诣曹村决河医治。（《宋会要辑稿》第七二册）

正月乙丑，以太皇太后疾，驿召天下医者。（《宋史》卷十五）

诏：钱乙至京师，视长公主女疾，授翰林医学，后任太医丞。（《宋史》卷四六二）

皇子病瘛疭，钱乙进黄土汤而愈，神宗召问黄土所以愈疾状？对曰：以土胜水，水得其平，则风自止。帝悦。（《宋史》卷四六二）

元丰四年（1081 年）

太医局改隶太常礼部，设九科：大方脉、风科、小方脉、眼科、疮肿兼折疡、产科、口齿咽喉、针灸、金镞书禁等。（《宋史》卷一六九）

元丰五年（1082 年）

六月甲子诏：改翰林医官院为医官局。（《宋史》卷十六）

元丰中（1078—1085 年）诏：天下高手医，各以得效秘方进，下太医局验试，（编《太医局方》成）依方制药鬻之，仍模本传于世。（《郡斋读书志》卷十五；《中国医籍考》卷四十六）

太医局学生限额增至三百人。（《宋史》卷一六九）

合并熟药库与合药所，归太医局，改名熟药所，或名卖药所。（《宋会要辑稿·职官二十二》）

元丰六年（1083 年）

正月廿三日诏：太医局选医生八人，令四厢使臣各辖二人，凡商旅与穷、独被病者，录名医治，会其全失为赏罚法，人月支合药钱二千，从两浙转运副使许懋请也。（《宋会要辑稿》）

六月，准知州赵偁乞诸县主客，不及万户者补医学一人，万户以上者二人，每及万户者可增一人，至五人止。所规定之学习课程等与太医局相似。

（《续资治通鉴长编》卷三五五）

宋哲宗赵煦（1086—1100 年在位）

元祐元年（1086 年）

三月辛巳诏：民间疾苦，当议宽恤者，监司具闻。（《宋史》卷十七）

元祐三年（1088 年）

八月八日诏："下项医书（按指：《伤寒论》《千金翼方》《金匮要略方论》《脉经》《嘉祐本草》等），册数重大，纸墨价高，民间难以买置。奉圣旨：令国子监别以小字雕印。""广行印造，只收官纸工墨本价，许民间请买，仍送诸路出卖。"（《刻印伤寒论敕文》）

元祐五年（1090 年）

杭，大旱，饥疫并作。（苏）轼请于朝，免本路上供米三之一，复得赐度僧牒，易米以救饥者。……多作擅粥药剂，活者甚众。轼曰："杭，水陆之会，疫死比他处常多。"乃裒羡缗得二千，复发囊中黄金五十两，以作病坊，稍畜钱粮待之。（《宋史》卷三三八）

元祐八年（1093 年）

正月庚子诏：令秘书省选通晓医书官三二员，校正高丽所献回之《黄帝针经》，颁行于天下。（《宋史》卷十七）

四月壬申，访闻近日在京军民，难得医药。令开封府体访，如委是人多病患，可措置于太医局选差医人，就班直军营、坊巷，认地分诊治。本府郡官提举合药。……后患人稀少即罢。（《宋大诏令集》卷二一九）

绍圣元年（1094 年）

四月庚戌诏：有司具医药，治京师民疾。（《宋史》卷十八）

诏：访闻在京军民疾疫者，令太医局熟药所派遣医官至其家诊视，给散汤药。（《宋会要辑稿》"职官"二十七）

元符二年（1099 年）

十一月乙未诏：诸州置教授者，依太学三舍法考选生徒升补。颁行《神医普救方》。（《宋史》卷十八）

（刘赟）卒京，奏不及考验，遂免其子官，与家属徙英州，凡三年，死于瘴者十人。徽宗立，诏：反其家属。（《宋史》卷三四〇）

元符三年（1100 年）

三月廿一日（哲宗正月崩）诏：以太医局，差医分诣闾巷医治平民。（《宋会要辑稿》卷七十二）

八月戊戌诏：诸路遇民有疾，委官监医往，亲视给药。（《宋史》卷十九）

遣中使至永，为范纯仁赐茶药，谕曰："不知目疾如何？用何人医之……遂遣上医视疾，疾小愈。"诏：赐医章服。（《宋史》卷三一四）

宋徽宗赵佶（1101—1125 年在位）

崇宁元年（1102 年）

八月辛未诏：由政府接管苏轼在杭州创办的"病坊"，改名"安济坊"，养民之贫病者，仍令郡县并置。（《宋史》卷十九）

八月甲戌诏：天下兴学贡士，建外学于国南。（《宋史》卷十九）

九月戊子诏：京师置"居养院"，以处鳏、寡、孤、独，仍以户绝财产给养。（《宋史》卷一七八）

十一月辛卯置河北"安济坊"。（《宋史》卷一七八）

许各州郡以土产药材等价互利。交换熟药所成药。（《宋史》卷一七八）

崇宁初，蔡京当国，置"居养院""安济坊"，给常平米，厚至数倍，差官卒充使令，置火头，具饮膳，给以讷衣絮被。州县奉行过当，或具帷帐，雇乳母……贫者乐而富者忧矣。（《宋史》卷一七八）

安济坊……募僧主之，三年医愈千人，赐紫衣祠部牒各一道，医者给手历

于书所治痊失，岁终考其数。（《宋史》卷一七八）

崇宁二年（1103 年）

卖药所增至五所，修合药所两所。御药院并入殿中省，改卖药所名"太平惠民局"。（《宋会要辑稿·职官十九》）

九月十五日讲议司奏：昨奉圣旨，令议医学，臣等窃考熙宁，迢通三代，遂诏兴建太医局，教养生员，分治三学，诸军疾病，为惠甚博，然未及推行天下，继述其事，正在今日，所有医工，未有奖进之法，盖其流品不高，士人所耻，故无高识清流，习尚其事。今欲别置"医学"，教养上医。窃考熙宁、元丰置局，以隶太常寺，今既别兴"医学"，教养上医，难以更隶太常寺，欲比三学，隶于国子监。仿三学之制，欲置博士四员，分科教导，纠行规矩，欲立上舍四十人，内舍六十人，外舍二百人，逐斋、长谕各一人。令参酌修订，设三科通十三事。教诸生一十人，通习大、小方脉，一风科、一针科、一疡科。其试补考察，仿太学立法十三科，各习七书：《黄帝素问》《难经》《巢氏病源》，补本草。大小方脉，兼习王氏《脉经》，张仲景《伤寒论》。针科兼习《黄帝三部针灸经》《龙木论》。疡科兼习《黄帝三部针灸经》《千金翼方》。考试三场：第一场三经五义五道。第二场诸科脉证大义三道，运气大义二道，针、疡科小经大义三道，运气大义二道。第三场假令病法三道。……上舍分优、平二等，不犯学规而试在优等者，补上舍郎。……诸学赐出身，以待清流，庶有激励。……赐医学出身除七等，差遣上舍生，高出伦辈之人，选充尚药局医师，医学博士，医学正录，或外州大藩医学教授，诸州军医学教授等。（《宋会要辑稿》第五五册、第七二册等）

诏：览所修格目，条析周尽，意义显明，宜令遵守施行。（《宋会要辑稿》第五五册、第七二册等）

从吏部尚书何执中言，诏：各地建熟药所。（《宋会要辑稿》第五五册、第七二册等）

九月壬辰诏：置"医学"。（《宋史》卷十九）

诏：（太医局）改隶国子监，置博士、正、录各四员，分科教导，纠行规矩，立上舍四十人，内舍六十人，外舍二百人、斋各置长、谕一人。其考试：第一场问三经大义五道。次场方脉，试脉证、运气大义二道；针、疡试小经大义三道，运气大义二道。三场假令治病法三道。中格高等，为尚药局医师以下职，余各以等补官，为本学博士、正、录及外州医学教授。（《宋史》卷一五七、卷一六四等）

崇宁三年（1104年）

六月辛酉，复置太医局。（《宋史》卷十九）

诏：置慈幼局。收养遗弃小儿，雇人乳养，仍听宫观、寺院养为童行。（《宋史》卷一七八）

诏：又置漏泽园。初，神宗诏：开封府界……贫者不能葬，令畿县各度官不毛之地三、五顷，听人安厝，命僧主之，葬及三千人以上，度僧一人，三年与紫衣。（《宋史》卷一七八）

诏：置安济坊。亦募僧主之，三年医愈千人，赐紫衣，祠部牒各一道。医者人给手历，以书所治痊失，岁终考其数为殿最。诸城、砦、镇、市户及千以上有知监者，依各县增置居养院、安济坊、漏泽园。（《宋史》卷一七八）

诏：道路遇寒僵仆之及无衣丐者，许送近便居养院，给钱米救济。孤贫小儿可教者，令入小学听读，其衣衫于常平，头子钱内给造，仍免入斋之用。（《宋史》卷一七八）

后病甚，诏：求良医。（臧）中立应诏，以布衣麻履见。上命之入诊……不一月获安。赐归，诏出官帑，市地筑室湖南以居焉，名迎凤坊。（《古今图书集成·医部全录》卷五〇八）

许诸州军置医学，处见任官通医术能文者一员，兼权医学教授。（《宋会要辑稿》）

八月十日臣僚言，伏观朝廷，兴建医学，教养士类，使习儒术者，通黄素、明诊疗而施于疾病，谓之儒医，甚大惠也。（《宋大诏令集》卷一八六）

诏：令尚书省立法，使医学不昔所养，皆有所用（有关改革医学三舍者多条略）。（《宋大诏令集》卷一八六）

降指挥，置居养院、安济坊，以示朝廷惠养元元之意。（《宋大诏令集》卷一八六）

崇宁五年（1106 年）

正月丁己，罢书、画、算、医四学士。（《宋史》卷十九）

二月甲子诏：监司条奏民间疾苦。（《宋史》卷十九）

省内、外冗官，罢医官兼宫观者。（《宋史》卷十九）

大观元年（1107 年）

二月乙亥诏：复"医学"。（《宋史》卷二十）

大观二年（1108 年）

命通仕郎艾晟，修订《经史证类备急本草》，后改名曰：《大观经史证类备急本草》（《中国医籍考》卷十）

大观三年（1109 年）

"医学"，可令复置，其合行事件，并以崇宁四年以前指挥施行。（《宋史》卷二十）

大观（1107—1110年）中，诏：通医者刊正"医局"方书，阅岁书成。（《中国医籍考》卷四十六）

大观中，令陈师文等校正《和剂局方》。（《中国医籍考》卷四十六）

陈师文表："自开宝以来，蚤敕近臣，雠校本草，厥后纂次《神医普救》，刊行《太平圣患》，重定针艾俞穴，校正《千金》《外台》，又作《庆历善救》《简要济众》等方，以颁天下，或范金揭石，或镂版联编，是虽神农之用心，成周之致治。……又设太医局熟药所于京师，其恤民瘼，可谓勤矣。""爰自崇宁（1102—1106年），增置七局，揭以和剂惠民之名，俾夫修制给卖，各有攸司，又设收买药材，所以革伪滥之弊，比诏会府，咸置药

局，所以推广祖考之德泽，可谓曲尽。然自创局以来。"（《中国医籍考》卷四十六）

大观四年（1110 年）

三月庚子募饥民补禁卒。诏：医学生并入太医局，算入太史局，书入翰林书艺局，画入翰林图画局，学官等并罢。（《宋史》卷二十）

政和元年（1111 年）

政和初，既易武阶，遂改医官之名，凡十有四阶。（《宋史》卷一六九）

八月廿六日许：诸路郡守补医学博士、助教，明著格令，京府、上、中州各一人，下州一人选本州医生以次选补。……医生人数，京府节镇一十人，余州七人，试所习方书试义十道……（《宋会要辑稿》）

政和二年（1112 年）

七月壬申诏：访天下遗书。（《宋史》卷二十一）

政和三年（1113 年）

闰四月戊午诏：复置"医学"。（《宋史》卷二十一）

敕建学之初，务欲广得儒医。（《宋会要辑稿》第五五册）

十二月癸丑诏：天下访求道教仙书。（《宋史》卷二十一）

十二月乙卯诏：天下贡医士。（《续资治通鉴长编》卷九十一）

翰林医官院增至二十二阶，一千零九十六人，冗滥莫此之甚。（《宋会要辑稿》第七二册、第七九册）

政和四年（1114 年）

七月丁丑诏：置保寿粹和馆，以养宫人有疾者。（《宋史》卷二十一）

改两"修合所"为"医药和剂局"，五"卖药所"，改为"医药惠民局"。（《宋会要辑稿·职官》）

诏：天下应有奇方善术，许申纳本州缴进。（《宋大诏令集》卷二一九）

八月四日许：诸州内外舍通医术学生……贡赴太医学与在京学生同试（课

目、方法从略）。（《宋会要辑稿》）

八月卅日为编纂《圣济经》，御笔诏：求方书药法。（《宋大诏令集》卷二一九）

政和五年（1115 年）

正月十八日曹孝忠奏：太学医学依效两学措置贡士法，并钱粮。（《宋会要辑稿》第五五册）

令：诸州、县置"医学"，立贡额。学制仿照中央"医学"。（《续资治通鉴长编》卷九十二）

政和六年（1116 年）

九月一日命：曹孝忠等校正本草，书成后命名为《政和经史证类本草》。（《中国医籍考》卷十）

继又命校正润色之……仅奉明诏……请目以《政和新修经史证类备急本草》，即《重修政和经史证类备用本草》（《中国医籍考》卷十）

政和七年（1117 年）

六月壬午诏：禁巫觋。（《宋史》卷二十一）

十月一日，命公布次年运历，示民预防疾病。（《宋会要辑稿》"运历"一）

重和元年（1118 年）

五月壬辰，颁御制《圣济经》。（《宋史》卷二十一）

御制《圣济经》序曰：一阴一阳之谓道，偏阴偏阳之谓疾。不明乎道、未见能已人之疾者。……可以跻一世之民于仁寿之域，用广黄帝氏之传，岂不美哉。（《中国医籍考》卷四十七）

御笔手诏：颁之天下学校。……令内外学校，课试于《圣济经》出题。今《内经》《道德经》，既已遵博士训说，乞更以《圣济经》，附二经兼讲。（《宋大诏令集》卷二二四）

八月辛酉诏：颁御注《道德经》。（《宋史》卷二十一）

九月丙戌诏：太学、辟雍各置《内经》《道德经》《庄子》《列子》博士二员。（《宋史》卷二十一）

宣和元年（1119 年）

医官自和安大夫至翰林医官，凡一百一十七人。直局至只候，凡九百七十九人。

帝亲取贡十卷考定，能深通《内经》者，升之以为第一。（《宋会要辑稿》）

宣和二年（1120 年）

七月己未，罢"医学"。（《宋史》卷二十二）

八月庚辰诏：减定医官额。（《宋史》卷二十二）

十二月庚寅诏：访两浙民疾苦。（《宋史》卷二十二）

宣和三年（1121 年）

闰五月辛未立医官额。（《宋史》卷二十三）

东宫疾，国医不能治，有诏：召草泽医，何澄应诏进剂而愈，朝廷赐官、钱。（《古今图书集成·医部全录》卷五〇八）

宣和七年（1125 年）

徽宗编撰《圣济总录》成。

御制序："朕悯大道之郁滞，流俗之积习，斯民之沉痼，庸医之妄作，学非精博，识非悟解……夭枉者半，不胜叹哉，万机之余，著书四十二章，发明《内经》之妙，曰：《圣济经》，其意精微，其旨迈远，其所言在理，所以探天下之至颐，亦诏天下以方术来上，并御府所藏颁之，为补遗一卷，治法一卷，卷凡二百，方几二万。……名之曰《政和圣济总录》。"（《圣济总录》御制序）

"朕作《总录》，于以急世用，而救民疾。……岂细事哉，盖有来者

焉。"（《圣济总录》御制序）

　　按：是书之成，在徽宗之季年……所储书籍，靖康荡折之余，尽归于燕。……及金大定中取所获于汴都，重刊颁行。……大德重校，元朝奉诏颁行。（《中国医籍考》卷四十七）

宋钦宗赵桓（1126—1127 年在位）

靖康元年（1126 年）

　　师中兵溃，有被伤军士，多疲曳道路，臣（知滋州赵将之）乃随宜措置，出榜招收，权置一医药院，收管医治，如臣一州，所医已二百多人。（《宋会要辑稿·食货》）[1]

1.李经纬.北宋皇帝与医学［J］.中国科技史料，1989，（10）3.

附录二

河南谚语

第三编　卫生类

本编索引

本编包括饮食、起居、医药三类。中国对于卫生医药，向无科学的研究，完全是一种经验的结晶。近来一般研究饮食医药的人，对于中国以往的辨法发现吻合于合理化的不少，于食品药品更是显著；由这样看来，足见经验的价值了。这类谚语于个人饮食起居上都有相当的指示，在乡村，人民的生活、医疗条件是异常差的：医无良医，药无良药，饮食粗糙，衣服不好。处在这种情形下，按理说是很危险的，可是死亡率也并不高，寿数也都很长，这里面就有一种道理存乎其中了。这类谚语半系叙述，半系应行之规律，要改良中国医生，这一种情形，也得要相当注意。

疾病类

1. 医家见咳嗽，就把眉头皱。

2. 不怕疥水，就怕疥嘴。

3. 气鼓痨伤隔，阎王请就的客。

4. 病打心上起。

5. 阴来阴去阴下雨，病来病去病倒身。

6. 灾满病除根。

7. 羊胡子疮，光在嘴上打饥荒。

8. 烧疮烧疮，一月超光。

9. 好汉吃不住三回泻。

10. 男怕穿鞋，女怕戴帽（穿鞋言病时重脚，戴帽言病时头重）。

11. 走马看伤寒，回头看豆疹。

12. 隐疾难医。

13. 死病无良医。

14. 病来是墙倒，病去是分厘。

15. 吃五谷的人，谁不生病。

16. 药能活人，皇帝不死。

17. 得病乱请医。

18. 牙疼不算病，疼死没人问。

19. 得病想亲人。

20. 治病治缘法。

21. 疗是一条龙，先徒手上行。腰里缠三匣，髀骨沟扎老营。

22. 苦病苦治。

23. 护疮护得一包脓。

24. 良药苦口利于病。

25. 病来如箭，病去如线。

26. 病来如墙倒，病去如抽丝。

27. 干血痨，不用瞧。

28. 伤筋动骨一百日。

29. 虚痨鼓证噎，阎王会就客。

30. 医生治好病，朝廷活万年。

31. 好死不如赖活着。

32. 人死如灯灭，好似汤泼雪；要得还阳转，海底捞明月。

33. 黄泉路上无老少，黄叶不落青叶掉。

34. 人活六十花甲子。

35. 死生有命，富贵在天。

36. 亡人入土安。

37. 在劫难逃（此言死生有命也）。

38. 宁在阳间喝口水，不在阴间做个鬼。

39. 有钱难买生死路。

40. 先死为尊。

41. 成人不自在，自在不成人。

42. 人活七十古来稀，人活八十不相宜。

43. 人生一世，草生一秋。

44. 除死无大难。

45. 七十三，八十四，阎王不叫自己去。

46. 幼年怕丧父，中年怕死妻，老年怕伤子。

47. 一年始有一年春，百岁会无百岁人。

48. 病恹恹，熬死跳窜鼠。

49. 紧病慢大夫。

50. 丑病不背大夫。

医药类

1. 紧管人命慢管伤。

2. 药虽好，不胜不害病。

3. 药治有缘人。

4. 医不自治。

5. 久病成良医，病好遇良医。

6. 医到病人多。

7. 不药得中医。

8. 开真方，卖假药。

9. 对症下药。

10. 一年学个好先生，十年学个账不通。

11. 治风先去热，热去风自灭。

12. 熟读王叔和，不如临证多。

13. 服药三分毒。

14. 用药如用兵。

15. 请医如捧相。

16. 能医十男子，不医一妇人；能医十妇人，不医一小儿。

17. 医家不叩门。

18. 不做良相做良医。

19. 有不孝顺的儿子，没有不孝顺的医生。

20. 风鉴害人一家，医生只害一人。

21. 药能医假病，酒不解真愁。

22. 医非三世，不食其药。

23. 小儿尿，灵丹药。

24. 人不可有的是病，人不可无的是钱。

25. 好刀圭药，不胜不割。

26. 外科没好，手狠药好。

27. 热药冷吃，凉药热吃；泻药轻熬，补药浓煎。

28. 害眼洗脚，强似吃药；害眼剃头，火上加油。

29. 眼不点不瞎，耳不掏不聋。

30. 养病如养虎。

31. 服药千碗，不如独宿一晚；一夜吃食，不如一夜歇力。

选自《河南谚语集》[1]

1. 赵质宸. 河南谚语集［M］. 开封：著者出版社，1933.